Die
Minus-1-Diät

Ronald Schweppe   Aljoscha Schwarz

Die
Minus-1-Diät

südwest

Inhalt

»Sobald du dir vertraust,
sobald weißt du zu leben.«

Johann Wolfgang von Goethe

Kapitel 1

Hören Sie auf Ihr Herz, nicht auf Ihr Wissen

Übergewicht fällt nicht vom Himmel. Falls Sie zu viel wiegen, wissen Sie bestimmt, dass das nichts mit Zufall zu tun hat. Man muss ja auch kein Ernährungsexperte sein, um zu wissen, dass die Sahnetorte mehr Kalorien hat als der Gurkensalat und dass Fast Food wie Currywurst und Pommes dick macht, eine leichte, vitaminreiche Kost mit viel Obst und Gemüse hingegen nicht.

Das Problem ist nur: Obwohl wir heute über ausgeklügelte BMI- und Kalorientabellen verfügen und obwohl es weder an Diätratgebern noch an ständig neuen Medienberichten und Forschungsergebnissen mangelt, nützt uns das alles herzlich wenig. Mehr als zwei Drittel aller Deutschen sind zu dick, Tendenz steigend – nicht nur, was die Anzahl der Schwergewichte, sondern auch, was das Ausmaß ihres Übergewichts betrifft.

»Wissen ist Macht« – das mag wohl stimmen, doch wenn es um Ihre Figur, Ihr Gewicht oder Ihre Gesundheit geht, wenn es also konkret darum geht, etwas zu verändern, kommen Sie mit Wissen nicht weit. In diesem Buch möchten wir Ihnen ein vollkommen neues Ernährungskonzept ans Herz legen: die Minus-1-Diät. Sie ist keine Diät im üblichen Sinne, sondern eine Methode, die Ihre Achtsamkeit nutzt, um schädliche Ernährungsmuster zu durchbrechen.

Zu den wichtigsten Zielen der Minus-1-Diät gehört es, Ihnen eindeutige Erfahrungen zu ermöglichen und so die Intelligenz Ihres Körpers zu wecken. Es ist nämlich ein Irrtum zu glauben, dass Abnehmen im Kopf beginnt.

Sicher: In Ihrem Kopf können Sie das gesammelte Wissen sämtlicher Diätmethoden und Ernährungsstudien abspeichern und auch die besten Vorsätze entwickeln. Doch das wird Ihnen nichts bringen, wenn Sie es nicht schaffen, Ihr Wissen in konkretes Handeln zu verwandeln. Und da dies, wie Sie vielleicht schon selbst erfahren mussten, fast nie klappt, möchten wir Ihnen vorschlagen, einmal den umgekehrten Weg zu gehen:

1. Handeln Sie zuerst – probieren Sie einmal etwas ganz Neues aus.
2. Beobachten Sie dabei genau, was passiert, und sammeln Sie Informationen.
3. Vertrauen Sie dem, was Sie spüren. Und erst dann treffen Sie Ihre Entscheidung.

Tief in Ihrem Herzen wissen Sie längst, was Ihnen guttut und was Ihnen schadet. Ebenso wie jeder von uns spürt, welche Menschen gut zu ihm passen, spürt auch jeder, welche Ernährung die richtige für ihn wäre, um schlank und gesund zu bleiben – oder zu werden. Unsere Instinkte weisen uns seit Urzeiten den richtigen Weg zu einem gesunden und glücklichen Leben. Das Dumme ist, dass wir uns heute kaum noch auf sie verlassen können. Das liegt aber nicht daran, dass die Instinkte nicht mehr da wären, sondern daran, dass wir verlernt haben, auf sie zu hören.

Mut zum Umweg

Da Sie zu diesem Buch gegriffen haben, vermuten wir, dass Sie abnehmen wollen. Vielleicht wollen Sie aber noch mehr: Vielleicht wollen Sie sich leichter, vitaler oder auch ein paar Jahre jünger fühlen. Und möglicherweise haben Sie auch genug davon, in alten Ernährungsmustern festzustecken und immer wieder in die gleichen Fressfallen zu tappen.

Falls Sie nun auf eine Patentlösung hoffen, müssen wir Sie enttäuschen – aber nicht etwa »leider«, sondern »zum Glück«. Denn ganz gleich, wie Patentrezepte aussehen – ob sie Ihnen eine »Top-Figur«, eine »schlanke Taille« oder »fünf Kilo weniger in fünf Tagen« versprechen – sie haben allesamt eines gemeinsam: Sie funktionieren nicht.

Zahlreiche Studien beweisen, was Abertausende frustrierter Diätanhänger am eigenen Leib erfahren mussten: Crash-Kuren und einseitige Diäten sind eine Qual und belasten den Körper. Doch damit nicht genug: Die verlorenen Pfunde sind nach Abbruch der Diät in kürzester Zeit wieder drauf. Offensichtlich führen alle Abkürzungen, die zum Idealgewicht führen sollen, in eine Sackgasse. Und deshalb sollten Sie eine andere Lösung wählen. Die Lösung, die wir Ihnen in diesem Buch vorschlagen wollen, ist sehr einfach:

Haben Sie den Mut – und die Geduld –, einen Umweg zu machen. Konzentrieren Sie sich nicht auf das Ziel, sondern auf den Weg. Vergessen Sie alle schlauen Tipps der Ernährungsexperten und beginnen Sie damit, Ihren eigenen Erfahrungen zu vertrauen.

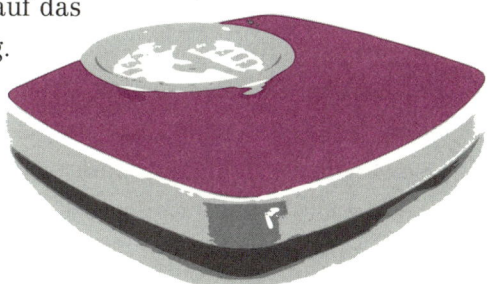

Finden Sie Ihren eigenen Weg!

Die Minus-1-Diät schreibt niemandem vor, wie er sich zu ernähren hat. Welche Nahrung »gesund« und welche »schädlich« ist, lässt sich ohnehin nicht pauschal sagen. Schon Goethe wusste: »Eines schickt sich nicht für alle.« Und tatsächlich reagiert jeder Mensch anders: Was für den einen Medizin ist, ist für den anderen Gift. Wenn Sie wissen wollen, wie Ihre ideale Ernährung aussieht, gibt es nur einen Weg, das herauszufinden: Probieren Sie es selbst aus!

Sie können die Minus-1-Diät als Wegweiser nutzen, als eine Methode, die Ihnen die nötige Orientierung gibt, Ihnen aber nicht die Lösung auf dem Silbertablett präsentieren wird. Denn wie Ihr Weg zu mehr Leichtigkeit, Gesundheit und Wohlbefinden aussieht, das können nur Sie selbst entscheiden. Die Minus-1-Diät hilft Ihnen lediglich dabei, eine Richtung einzuschlagen, an die Sie bisher möglicherweise noch nicht gedacht haben: Statt komplizierte Ernährungsregeln zu befolgen oder Kalorien zu zählen, können Sie damit beginnen, Ihre Achtsamkeit zu entwickeln, Ihr Bewusstsein zu verfeinern und mehr Vertrauen in die Weisheit des eigenen Körpers zu gewinnen.

Die Minus-1-Diät bietet Ihnen einige einfache Möglichkeiten, Ihre eigenen Erfahrungen zu sammeln und die – für Sie! – richtigen Entscheidungen zu treffen.

Eine Regel, drei Schritte

Das Prinzip der Minus-1-Diät ist so einfach, dass Sie keine fünf Minuten brauchen, um es zu verstehen. Zunächst einmal: Hören Sie noch heute damit auf, sich mit strengen Diäten zu quälen, den Fett-, Kohlenhydrat- und Eiweißgehalt Ihrer Nahrung zu analysieren oder die ständig wechselnden Tipps der Ernährungsexperten für bare

Münze zu nehmen. Probieren Sie stattdessen einen vollkommen neuen Weg aus, indem Sie alles vergessen, was Sie über »richtige« Ernährung wissen und ein kleines Experiment durchführen. Die einzige Regel für dieses Experiment lautet:

Verzichten Sie jeweils eine Woche lang auf jeweils ein bestimmtes Genuss- oder Nahrungsmittel.

Diese eine Regel ist zugleich der erste Schritt der Minus-1-Diät, die aus drei Schritten besteht:

- Verzichten Sie immer nur eine Woche lang auf ein Nahrungs- oder Genussmittel – beispielsweise auf Zucker, Alkohol, Fleisch oder Milchprodukte.
- Beobachten Sie während dieser einen Woche sehr genau, was sich verändert, und notieren Sie alle Ihre Erfahrungen in Ihr Minus-1-Tagebuch.
- Treffen Sie anschließend eine Entscheidung und beginnen Sie dann mit der nächsten »Minus-1-Woche«.

Durch die drei Schritte der Minus-1-Diät können Sie automatisch ablaufende Essmuster durchbrechen. Auch schützen Sie sich davor, zum Sklaven von Ernährungsplänen und Diätregeln zu werden.

Der wahre Grund für Übergewicht, Essstörungen und Fehlernährung liegt nicht etwa darin, dass es uns heute an gut gemeinten Ernährungsregeln mangeln würde, sondern dass es uns an Bewusstsein mangelt.

Leider laufen unsere Essgewohnheiten oft sehr automatisch ab. Die meisten Menschen machen sich nur wenige Gedanken darüber, was sie essen oder ob das, was sie zu sich nehmen, förderlich oder schädlich für sie ist. Doch es gibt auch eine wachsende Anzahl von Menschen, die ihre Nahrung in »gut« und »schlecht« einteilen und sich sklavisch an die Tipps von Ernährungsexperten, Heilpraktikern oder Fitnessmagazinen halten. Beide Möglichkeiten verhindern es jedoch, seine Achtsamkeit zu entwickeln und damit die Voraussetzung für ein natürliches und gesundes Verhältnis zu seiner Ernährung zu schaffen.

Abnehmen ist nicht genug

Ein sorgenvoller Blick auf die Waage, ein mutloser Blick in den Spiegel oder auch der herablassende Blick, mit dem andere uns begegnen – all das sind sicher gute Gründe, um abzunehmen. Der Wunsch, schnell abzuspecken, ist da nur verständlich.

Doch wie gesagt: Schnell heißt niemals langfristig. Nur wenn Sie die Wurzel des Problems angehen, können Sie auf Dauer etwas verändern. Und das sollten Sie, denn Gewichtsreduktion ist zwar ein angenehmer Nebeneffekt, aber längst noch nicht alles, was Sie gewinnen können.

Selbstbeobachtung und Achtsamkeit sind die wichtigsten Säulen der Minus-1-Diät. Diese Fähigkeiten sind aber nicht einfach da – sie müssen entwickelt werden, und das braucht etwas Zeit. Doch diese Zeit ist gut investiert, denn Achtsamkeit hilft Ihnen dabei, ganz von selbst zu einer Ernährungsweise zurückzufinden, die genau die richtige für Sie ist. Und dadurch werden Sie nicht nur ein paar oder auch durchaus sehr viele Kilogramm abnehmen – die Vorteile gehen noch weit darüber hinaus.

Achtsamkeit und Wachheit rund ums Essen helfen Ihnen auch bei den folgenden Dingen:

- Sie spüren sich selbst und Ihre Bedürfnisse deutlicher und nehmen sie ernster.
- Sie erreichen Ihr Gleichgewicht und somit schließlich auch Ihr Idealgewicht.
- Sie entdecken die Kunst des Genießens wieder.

- Sie erlangen Ihre Orientierung wieder und hören auf sich selbst, statt sich von Freunden, Bekannten oder Experten verrückt machen zu lassen.
- Sie erkennen, dass es gar nicht darum geht, etwas zu »verbessern« oder gar zu verurteilen, sondern dass jede Erfahrung wertvoll ist und Ihnen dabei helfen kann, die Weichen neu zu stellen.
- Sie finden heraus, wie Sie auf verschiedene Genuss- und Nahrungsmittel reagieren.
- Sie entdecken, dass die Zeit, die Sie sich für Ihr Essen nehmen, viel mit der Zeit zu tun hat, die Sie sich für Ihr Leben nehmen.
- Sie lernen, mit dem Körper statt gegen den Körper zu arbeiten.
- Sie können Suchttendenzen oder Nahrungsmittelunverträglichkeiten aufdecken und ihnen somit entgegenwirken.

Die verwandelnde Kraft der Achtsamkeit

Wenn Sie unter Rückenschmerzen leiden, haben Sie zwei Möglichkeiten, etwas zu unternehmen: Sie können ganz mechanisch vorgehen und jeden Tag 15 Minuten lang Rückenübungen durchführen – die Frage ist nur, wie lange Sie das durchhalten. Oder aber Sie fangen an, achtsamer zu werden: Dabei werden Sie z. B. besser auf Ihre Haltung achten, Sie werden ein Gefühl für die Rückenmuskulatur entwickeln, werden spüren, was Ihrem Rücken jetzt guttäte, und herausfinden, ob Sie eher Bewegung oder Entspannung brauchen. Und vermutlich werden Sie auch erkennen, welche seelischen Probleme Ihren Rücken belasten. Auf intelligente Weise werden Sie sich so allmählich von Ihren Schmerzen befreien, und wenn Sie achtsam bleiben, werden diese nie wieder zurückkehren.

Auch beim Abnehmen haben Sie diese beiden Möglichkeiten. Mit anderen Worten: Entweder Sie essen ab heute nur noch Rohkost –

und auch hier ist die Frage, wie lange Sie das durchhalten und ob Ihnen das überhaupt bekäme – oder aber Sie fangen an, genauer hinzusehen und wahrzunehmen, was Sie essen, wie Sie essen und vor allem auch was passiert, wenn Sie einmal eine Zeit lang Dinge nicht essen, die Sie sonst gewohnheitsmäßig zu sich nehmen.

Bei der Minus-1-Diät geht es nur indirekt um Gewichtsreduktion. In erster Linie geht es darum, Licht ins Dunkel der eigenen, unbewussten Ernährungsgewohnheiten zu bringen. Das Ziel der Minus-1-Diät ist es, auf lebendige und intelligente Weise mit dem Thema »Essen« umzugehen und sich zu befreien – nicht nur von überflüssigen Pfunden, sondern auch von starren Regeln oder Automatismen, die sich im Laufe unseres Lebens festgesetzt haben.

Die Methode, die die Minus-1-Diät gegen eine mechanische und unbewusste Ernährungsweise einsetzt, heißt Achtsamkeit. Achtsamkeit ist die Fähigkeit, bewusst und entspannt wahrzunehmen, was im gegenwärtigen Augenblick geschieht. Achtsam sein heißt, aufmerksam zu beobachten. Im Zusammenhang mit der Minus-1-Diät bedeutet dies beispielsweise, dass wir lernen, uns dessen bewusst zu werden, wie sich unser Körper anfühlt, wenn wir etwas Bestimmtes essen oder vor allem auch einmal eine Weile nicht essen.

Die Fähigkeit, sein Bewusstsein nach innen zu lenken und achtsam zu werden, kann jeder von uns entwickeln. Offenheit, Neugier und etwas Geduld sind dafür die einzigen Voraussetzungen.

Wenn Sie es sich angewöhnen, sich selbst wertfrei zu beobachten, werden Sie erkennen, dass es nicht darum geht, fremden oder eigenen Erwartungen gerecht zu werden. Viel wichtiger ist es, sein Verhalten klarer zu sehen und sich besser zu verstehen.

Durch Achtsamkeit werden wir nicht nur wacher und entspannter – wir gewinnen auch mehr Selbstsicherheit, weil wir anfangen, uns mehr auf uns selbst als auf die sich widersprechenden und verwirrenden Tipps von Forschern, Eltern, Freunden oder Gesundheitsaposteln zu verlassen.

Achtsamkeit ist wohl die einzige Methode, die es uns ermöglicht, unsere seelischen und körperlichen Bedürfnisse wirklich wahrzunehmen und liebevoll unter die Lupe zu nehmen und die natürliche Harmonie im Umgang mit unserem Körper wiederherzustellen. Achtsamkeit hilft uns dabei, belastende Essmuster zu durchbrechen, unsere Ernährung dauerhaft umzustellen, und sie hilft uns sogar dabei, Essen, Schmecken und Genießen wieder als spannendes Erlebnis zu erfahren, das nur wenig mit unserem Kopf, dafür aber sehr viel mit unserem Herzen zu tun hat.

Das Wichtigste auf einen Blick

Übergewicht ist kein Zufall, sondern hat viel mit unseren eigenen Verhaltensweisen und Essmustern zu tun. Um diese positiv zu verändern, nützen weder BMI- noch Kalorientabellen. Langfristige Erfolge können nur erzielt werden, wenn wir der Intelligenz unseres Körpers vertrauen und ein Gespür für das entwickeln, was uns wirklich guttut. Dazu brauchen wir eigene Erfahrungen. Und genau darum geht es bei der Minus-1-Diät: neue Erfahrungen zu sammeln, seine Achtsamkeit zu verfeinern und mehr Vertrauen zu sich selbst zu entwickeln.

Durch die Minus-1-Diät werden Sie Ihre Bedürfnisse besser kennenlernen und ganz automatisch zu Ihrem Idealgewicht finden, das der natürliche Ausdruck Ihres körperlich-seelischen Gleichgewichts ist.

Kapitel 2

Voller Kühlschrank, voller Bauch – was uns belastet

Wenn Sie heute in den Supermarkt gehen, um sich einen Joghurt zu kaufen, sollten Sie dafür genug Zeit einplanen. In jedem normalen Discounter stehen inzwischen Kühlregale, die so lang sind, dass Sie mit dem Einkauf auch gleich noch Ihren täglichen Spaziergang absolvieren können. Ob Käse- oder Wursttheke, ob Marmelade, Salzgebäck, Kaffee oder Tee – die Auswahl beim Einkaufen ist einfach gigantisch. Und es ist kein Zufall, dass man einen Lageplan braucht, um ein Glas Gurken zu finden: Immerhin wird jeder Regalmeter Supermarkt von der Lebensmittelindustrie mit ansehnlichen Prämien bezuschusst.

Unser aktuelles Problem heißt längst nicht mehr Mangel, sondern Überfluss. Wir leiden an kulinarischer Überreizung: Wer will, kann sich rund um die Uhr vom Pizzaservice beliefern lassen. Fast-Food-Ketten bieten ihre Burger bis in die frühen Morgenstunden an. Shopping-Arkaden verführen zum Dauerschlemmen. Praktisch alles ist immer, überall und zu jeder Jahreszeit verfügbar.

Zudem sind unsere Lebensmittel in den letzten Jahren immer billiger geworden. Sind wir da womöglich im Schlaraffenland gelandet? Leider nein; denn das Genießen, das den Bewohnern des Schlaraffenlands als größte Tugend galt, bleibt bei unseren heutigen Essgewohnheiten meist auf der Strecke.

Wir genießen nicht, wir konsumieren: Wir essen zu viel, zu oft und auch noch das Falsche. Kein Wunder, dass viele Menschen nicht nur übersättigt aussehen, sondern sich auch so fühlen.

Übergewicht – die neue Epidemie

Wiegen Sie zu viel? Und wenn ja: Sind Sie sich da wirklich sicher? Sie können natürlich leicht herausfinden, wie weit Sie von Ihrer Idealfigur entfernt sind: Stellen Sie sich einfach nackt vor einen großen Spiegel. Wenn Ihnen das, was Sie sehen, missfällt, deckt sich Ihr Aussehen zumindest schon einmal nicht mit Ihrer Idealvorstellung. Andererseits ist Ihre Vorstellung davon, wie Sie aussehen sollten, vermutlich stark von der Passform beeinflusst, die die Werbung uns Tag für Tag einimpft.

Wenn Sie es deshalb etwas genauer wissen wollen, sollten Sie die Zahlen zu Hilfe nehmen. Übergewicht lässt sich auf verschiedene Weise erfassen. Die Weltgesundheitsorganisation (WHO) teilt das Körpergewicht heute nach dem Body-Mass-Index (BMI) ein. BMI-Tabellen finden Sie heute überall – im Internet, in Frauenzeitschriften oder auf Packungen mit Diätpulver. Doch Vorsicht: Der BMI unterscheidet nicht zwischen Muskel- und Fettgewebe. Gut trainierte Menschen wie Brad Pitt hätten laut BMI Übergewicht – und das, obwohl sie topfit sind.

Es gibt eine verlässlichere Methode, um Ihr Gewicht richtig einzuschätzen: Entwickeln Sie Ihre Achtsamkeit. Beobachten Sie, wie Sie sich in Ihrem Körper fühlen. Schon sehr bald werden Sie auf diese Weise ein neues Verhältnis zu Begriffen wie »leicht« oder »schwer« bekommen. Zunächst wollen wir jedoch einen Blick auf die Fakten rund um das Thema »Übergewicht« werfen.

Übergewicht – Zahlen, Fakten, Folgen

Nach aktuellen Erhebungen des Statistischen Bundesamtes leidet mehr als jeder Zweite in Deutschland an Übergewicht. Im Jahr 2009 waren es rund 60 Prozent der Männer und 43 Prozent der Frauen.

Als übergewichtig gelten der WHO zufolge Erwachsene mit einem BMI von mehr als 25. Ab einem Wert von 30 spricht man von Adipositas – von starkem, behandlungsbedürftigem Übergewicht. Legt man den BMI zugrunde, sind hierzulande rund 16 Prozent der Männer und 14 Prozent der Frauen adipös. Während auch Kinder und Jugendliche zunehmend an Übergewicht leiden, werden die Spitzenwerte in der Bevölkerungsgruppe der 70- bis 74-Jährigen gemessen.

Verschiedene Studien belegen, dass das Risiko, an Herz-Kreislauf-Störungen, Diabetes mellitus, Fettstoffwechselstörungen, Gicht oder Arthrose zu erkranken, mit jedem Kilogramm Übergewicht steigt. Ein klarer Zusammenhang zwischen Übergewicht und Krankheitsrisiko ist unter Experten jedoch erst bei einem BMI von über 30 unstrittig.

Nicht nur in Europa, sondern vor allem auch in den USA hat die Fettsucht epidemische Ausmaße angenommen. In den letzten 30 Jahren ist das Durchschnittsgewicht der Amerikaner um 3,6 Kilogramm gestiegen. Auch global sieht es nicht viel besser aus: Die WHO schätzt, dass heute erstmals etwa genauso viele Übergewichtige wie Untergewichtige auf unserem Planeten leben – nämlich jeweils gut über eine Milliarde.

XXL – sind die Portionen schuld?

Keine Frage – Übergewicht hat natürlich viel damit zu tun, dass wir zu viel essen. Und dass wir mehr essen, als uns guttut, liegt vor allem an unserem steinzeitlichen Überlebensprogramm. Es sorgt dafür, dass wir in Zeiten der Fülle essen, was das Zeug hält. Auf Vorrat zu futtern war für einen Neandertaler sicher keine dumme Idee. Doch inzwischen ist eine Unterversorgung mit Nahrung bei uns kaum noch zu befürchten. Und obwohl das jeder weiß, fällt es den meisten von uns ungemein schwer, ihren Teller im Restaurant nicht leer zu essen. Die Portionen in der Gastronomie werden aber immer größer. Für Zehnkämpfer, Sumoringer oder Waldarbeiter ist das eine gute Nachricht – aber Hand aufs Herz: Wann haben Sie das letzte Mal Bäume gefällt?

Ein weiterer Grund dafür, dass wir unsere Kalorienbilanz regelmäßig sprengen, hat mit den Bemühungen der Lebensmittelindustrie zu tun. Die Werbeabteilungen der Lebensmittelkonzerne investieren viel Zeit und Geld, um uns davon zu überzeugen, dass es überlebenswichtig wäre, ständig zu essen. Das ist auch verständlich, denn wenn bei uns der Zeiger an der Waage nach oben geht, steigt bei ihnen der Umsatz. Allein in den USA geben Konzerne jedes Jahr an die 35 Milliarden Dollar aus, um ihre Produkte an den ohnehin schon übergewichtigen Mann zu bringen. Und wo das nicht genügt, werden Wissenschaftler und Politiker beeinflusst oder Billigprodukte mit waghalsigen Behauptungen über ihren vermeintlichen Gesundheitswert kurzerhand in »Functional Food« verwandelt.

Wie Sie sehen, gibt es gute Gründe dafür, warum wir Messer und Gabel auch dann noch nicht aus der Hand legen, wenn unser Magen längst rebelliert. Und doch liegt die wahre Ursache woanders: Nur weil die Sonne den ganzen Tag scheint, zwingt Sie niemand, so lange darin zu braten, bis Sie einen ordentlichen Sonnenbrand haben. Ebenso könnte kein Werbespot der Welt Sie zum Naschen überreden, wenn Sie genau spüren würden, dass Sie gar kein Bedürfnis nach einem Schokoriegel haben. Durch mehr Achtsamkeit und eine bessere Körperintelligenz können Sie unbewusstes Essverhalten ablegen und sich so unabhängiger von äußeren Einflüssen machen.

Ist das Fett der Bösewicht?

Mediziner, Ernährungswissenschaftler und Diätexperten suchen seit Langem nach dem gemeinen Schurken, der schuld daran ist, dass die Menschen immer dicker werden. Schnell ist dabei das Fett zum Hauptverdächtigen geworden. Und das ist auch kein Zufall, denn immerhin enthält ein Gramm Fett neun Kilokalorien, während es bei Eiweiß und Kohlenhydraten jeweils nur rund die Hälfte sind. Hinzu kommt, dass fettes Essen Lust auf mehr fettes Essen macht und dass das Sättigungsgefühl beim Genuss besonders fetthaltiger Speisen erst spät einsetzt. Also lautet die scheinbar einfache Formel: Fett macht fett.

Seit vielen Jahren setzen die USA im Kampf gegen die Dickleibigkeit auf eine fettreduzierte Kost. Breit angelegte Low-Fat-Kampagnen sollten die Amerikaner und etwas später auch uns Europäer von den Vorteilen einer leichten Kost überzeugen. Die Industrie reagierte prompt und ersann eine Fülle von »Light-Produkten«. Neben Limonaden und Colagetränken, die Süßstoff statt Zucker enthalten, sind es vor allem fettreduzierte Lebensmittel, die von Konzernen stark beworben werden: fettarmer Käse, kalorienreduzierter Joghurt, Quark der Magerstufe, Light-Margarine, Light-Schinken und Light-Streichwurst.

Inzwischen bezweifeln jedoch immer mehr Forscher, dass Light-Produkte schlank machen oder gar gesünder sind als traditionelle. Keine der derzeit veröffentlichten Langzeitstudien konnte nachweisen, dass es einen Zusammenhang zwischen Fettkonsum und Übergewicht gibt. Ein weiterer Grund dafür, warum das Fett als Hauptangeklagter auf einen baldigen Freispruch hoffen darf, ist das sogenannte Amerikanische Paradoxon.

Das dicke Staunen

Obwohl der Durchschnittsamerikaner seinen Fettkonsum in den letzten Jahren auf rund 35 Gramm am Tag reduziert hat, werden die Amerikaner immer dicker: Der Anteil der Übergewichtigen ist inzwischen auf rund 60 Prozent gestiegen, und auch die Zahl der Diabetiker und Herzkranken nimmt weiter zu. Offensichtlich hat die Low-Fat-Strategie nichts gebracht.

In Frankreich hingegen, wo Low-Fat-Produkte nicht sonderlich beliebt sind, ist der Anteil an Übergewichtigen deutlich niedriger. Und das, obwohl französische Käufer gerne zu fettem Camembert, Buttercroissants und Crème fraîche greifen. Im Schnitt nehmen die Franzosen deutlich mehr Fett zu sich als die Amerikaner. Und doch sind die meisten von ihnen wesentlich schlanker. Woran liegt das? Der Grund ist einfach: Auch wenn sie mehr Fette konsumieren, nehmen die Franzosen insgesamt weniger Kalorien auf.

Offensichtlich ist es nicht das Fett, dass uns fett macht, sondern unkontrolliertes Essen. In Frankreich haben viele Menschen immer noch einen ausgeprägten Sinn fürs Genießen. Sie nehmen sich Zeit und haben Muße – beim Kochen, beim Essen und beim Genießen.

Sie vermeiden es, nebenbei und irgendwas zu essen. Ein Blick auf die französische Esskultur hilft dabei, den Zusammenhang zwischen Achtsamkeit, Genießen und Idealgewicht besser zu erkennen.

Die Fast-Food-Generation

Es gab Zeiten, da aßen die Menschen noch, als sie hungrig waren, und hörten mit dem Essen wieder auf, als sie satt waren. An sich ist dies ja auch ein naheliegendes Verhalten. Noch zu Zeiten unserer Großeltern wurde gegessen, was die Natur zu bieten hatte – Kürbis im Winter, Mangold im Sommer. Zur Feier des Tages gab es sonntags einen Braten – sofern das Geld reichte. Um das Sonntagsmahl zuzubereiten, musste die Hausherrin genug Zeit für den Wochenmarkt und die Zubereitung einplanen. Frühstück, Mittagessen und Abendbrot prägten den Tagesablauf und den Rhythmus der ganzen Familie. Zwischenmahlzeiten waren etwas für Kranke oder Schwerstarbeiter, und Süßes gab es nur ausnahmsweise.

Unser Verhältnis zum Essen hat sich inzwischen grundlegend verändert. Während Nahrungsmittel früher überlebenswichtig und dementsprechend kostbar waren, ist Essen heute etwas Selbstverständliches. Je schneller und bequemer Nahrungsmittel verfügbar sind, desto besser. In unserer Nonstop-Gesellschaft ist Essen zur Nebenbeschäftigung geworden – wir schieben uns zwischendurch schnell ein Stück Pizza in den Mund, stecken ein paar Müsliriegel für unterwegs ein oder greifen zu Bagels und Muffins, während wir uns in der Coffee Lounge unseren Latte Macchiato Caramel schmecken lassen. In Amerika wurde dazu passend ein neuer Begriff geprägt: Wissenschaftler, die unsere Art, immer und überall zu essen, an die der Kühe und anderer Wiederkäuer erinnert, sprechen vom »grazing« – der Gewohnheit des Grasens.

Schnell satt, schnell dick ...

Chronischer Zeitmangel beeinflusst nicht nur unsere Arbeitswelt, sondern auch unser Essen. Keiner hat heute noch Zeit, bei langen Einkäufen nach frischen Nahrungsmitteln zu suchen. Und so liegt Fast Food voll im Trend – zwar nicht gerade bei Medizinern, dafür aber bei den Konsumenten. Ob im Schnellrestaurant, Drive-in, im Straßenverkauf oder beim Lieferservice – Nahrungsmittel wie Burger, Pizza, Döner oder Pommes finden immer genügend Abnehmer, wenn es nur flott genug geht. Dass Fast Food viel Fett, Zucker oder Salz und kaum Vitamine enthält, ist den meisten egal.

Damit wir uns nicht falsch verstehen: Auch Fast Food kann man achtsam essen. Allerdings ist das schwierig, da die meist aus Fertignahrung designten Produkte dazu verführen zu schlingen. Und wer schnell isst, der isst meist unbewusst und fast immer zu viel.

Wussten Sie, dass der typische Fast-Food-Konsument im Durchschnitt nur knapp vier Minuten für seine Mahlzeit braucht? Hinzu kommt, dass moderne Lebensmittel stark verarbeitet sind. Food Designer arbeiten unermüdlich am ultimativen Gaumenkitzel. Nehmen wir die Kartoffel – ein Grundnahrungsmittel, das eigentlich reich an Vitamin C und hochwertigem Eiweiß ist. In den letzten 50 Jahren ist der Kartoffelverbrauch bei uns auf mehr als die Hälfte gesunken. Dafür sind denaturierte Kartoffelprodukte wie Tiefkühl-Pommes, Fertigpüree und Chips zum Renner geworden. Und da der Zusatz von »normalen« Geschmacksverstärkern sowie Salz und Fett vielen längst nicht mehr genügt, können wir heute auch zu Wasabi-, Oriental-, Paprika-, Chili- oder Smokey-Tomato-Chips greifen.

Übergewicht hat viel damit zu tun, dass uns unsere Intuition und unser Gespür für die ideale Nahrung abhanden gekommen sind. Eine Möglichkeit, sie wiederzuerlangen, besteht darin, das Essen zu entschleunigen. Ob Sie das mediterrane Kultur oder Slow Food nennen, bleibt Ihnen überlassen.

Eine andere effektive Möglichkeit bietet die Minus-1-Diät, da sie das Essen von einer automatisierten wieder in eine bewusste Tätigkeit verwandelt. Durch die Minus-1-Diät können Sie lernen, ein feineres Gespür für Ihre wahren Bedürfnisse zu entwickeln. Vor allem aber hilft Ihnen die Minus-1-Diät dabei, eingefahrene Muster und Gewohnheiten zu erkennen und schließlich zu durchbrechen.

Die Macht der Gewohnheit ist stärker als der beste Vorsatz

Ernähren Sie sich ungesund? Geht es mit Ihrem Körpergewicht seit Jahren nur noch in eine Richtung – und zwar nach oben? Dann sollten Sie sich klarmachen, dass das weder am Fast-Food-Restaurant noch am überfüllten Supermarktregal noch an den Kartoffelchips liegt. Diese Dinge sind einfach nur da. Sie werden Ihnen keine Gewichtsprobleme bereiten. Es sei denn ... Sie tappen in die Falle.

Und natürlich tappen Sie in die Falle. Wir alle tun das immer wieder. Mit Hunger hat das aber nicht das Geringste zu tun, denn richtiger Hunger ist ein Gefühl, das bei uns vom Aussterben bedroht ist.

Vielleicht tröstet es Sie zu hören, dass es gar nicht Ihre Schuld ist, wenn Sie immer wieder Dinge essen, von denen Sie wissen, dass Sie sie eigentlich lieber nicht anrühren sollten. Wie heißt es doch so schön: Der Geist ist willig, aber das Fleisch ist schwach. Und wo wir schon bei den Sprichwörtern sind – vielleicht kennen Sie auch noch dieses: Der Weg zur Hölle ist mit guten Vorsätzen gepflastert.

Es ist schon zum Verzweifeln: Immer wieder nehmen wir uns felsenfest vor, endlich etwas für unsere Figur und unsere Gesundheit zu tun – nicht nur am Silvesterabend, sondern auch, wenn der Sommer bevorsteht, unser Arzt sich Sorgen über unsere Cholesterinwerte macht oder wir uns in unserer Haut einfach nicht mehr wohlfühlen. Doch der Vorsatz mag noch so gut sein: Die beste Absicht wird nichts verändern, solange Sie in Mustern feststecken. Und leider wird unser Handeln sehr häufig von Mustern gelenkt.

Der Mensch ist ein Gewohnheitstier. Ob Sie eher mittags oder abends warm essen, ob Sie zwischendurch Kaffee und Kuchen brauchen, ob Sie viel Fleisch oder eher viel Rohkost essen – das alles ist letztlich vor allem eine Frage der Gewohnheit und hat nicht mehr viel mit einer bewussten Entscheidung zu tun.

Muster entstehen durch fehlende Achtsamkeit

Eigentlich ist Routine gar nicht so schlecht. Routine hilft uns, den Alltag zu bewältigen. Stellen Sie sich vor, Sie müssten sich jedes Mal von Neuem den Kopf darüber zerbrechen, wo in Ihrem Auto das Gaspedal und wo der Blinker ist. Das wäre ganz schön anstrengend. Doch so bequem automatisierte Handlungen sind, so haben sie doch auch eine Kehrseite: Sie erschweren Veränderungen.

Nehmen wir an, Sie hätten es sich irgendwann angewöhnt, abends beim Fernsehen eine Dose Erdnüsse zu verspeisen. Sie tun das also nicht etwa, weil Sie sich jeden Abend bewusst dafür entscheiden, sondern weil Sie das eben »immer so machen«. Und schon haben Sie in einem Jahr mindestens 300 Dosen Erdnüsse und damit gut 36 000 Kalorien zu viel gegessen.

Je stärker die Muster sind, die Ihr Essverhalten prägen, desto leichter verlieren Sie den Kontakt zu dem, was Ihnen guttäte. Dabei wäre es sehr interessant, die Signale, die Ihr Körper ständig an Sie sendet, einmal genauer unter die Lupe zu nehmen und sich beispielsweise Folgendes zu fragen:

- Was macht die Nahrung eigentlich mit mir?
- Wie fühlt es sich an, Kaffee zu trinken? Oder einmal keinen Kaffee zu trinken?
- Wie geht es mir damit, wenn ich täglich Zucker zu mir nehme – und was passiert, wenn ich einmal eine Zeit lang gar nichts Süßes esse?

Die Minus-1-Diät trägt dazu bei, das Unbewusste, das in uns schlummert, wieder an die Oberfläche zu bringen. Ebenso wie in der Psychologie nützt es auch beim Essen wenig, Probleme einfach zu verdrängen. Der Jo-Jo-Effekt zeigt, wie schnell die Pfunde, die durch eine Crash-Diät »verdrängt« wurden, wieder an die Oberfläche drängen. Wenn Sie langfristig abnehmen wollen, müssen Sie eine Möglichkeit finden, unbewusste Muster zu erkennen und diese schließlich zu durchbrechen.

Muster durchschauen

Der erste Schritt, um sich von Mustern zu befreien, besteht darin, sie zu durchschauen. Neben eingefahrenen Essgewohnheiten sind es vor allem bestimmte Situationen, die leicht zur Fressfalle werden. Schauen Sie sich die folgenden Aussagen einmal genauer an. Kommen Ihnen einige davon bekannt vor? Nicht alle Muster führen dazu, dass Sie zunehmen, aber alle haben doch eines gemeinsam – sie lassen Sie wie ferngesteuert handeln und hindern Sie daran, frei zu entscheiden und Ihre Körperintelligenz zu entwickeln:

- Ich esse gerne vor dem Fernseher oder Computer.
- Wenn ich eingeladen bin, kann ich nicht widerstehen. Vor allem beim kalten Büfett werde ich schwach.
- Ich habe wenig Zeit. Daher esse ich immer wieder einmal zwischendurch bzw. unterwegs.

- Ich mag es vor allem unkompliziert. Wenn ich unterwegs bin, greife ich beispielsweise gerne einmal zu Fast Food und zu Hause bereite ich mir am liebsten Fertiggerichte wie Mikrowellen- oder Tiefkühlkost zu, weil ich keine Lust habe, lang in der Küche zu stehen.

Apropos »Immer schön den Teller leer essen« ...

Verschiedene psychologische Studien zeigen, dass Menschen meist erst dann mit dem Essen aufhören können, wenn ihr Teller leer ist. Bei einem groß angelegten Test schenkten 80 Prozent der Versuchsteilnehmer den Signalen ihres Körpers kaum Beachtung. Nur 20 Prozent hörten auf zu essen, weil sie satt waren oder einen vollen Magen hatten. Bei einem Versuch wurden Suppenteller so manipuliert, dass sie sich durch einen am Tellerboden angebrachten, unsichtbaren Schlauch wie von Zauberhand immer wieder von Neuem füllten. Dennoch gelang es nur den wenigsten Probanden, mit dem Essen aufzuhören. Die meisten löffelten fleißig weiter. Erst als man sie schließlich über den Versuchsaufbau informierte, hörten sie zu essen auf.

Immer noch bekommen Kinder von ihren Eltern zu hören, dass sie erst aufstehen dürfen, wenn sie ihren Teller leer gegessen haben. Damit programmiert man Kinder jedoch darauf, ihr Hunger- und Sättigungsgefühl zu unterdrücken. Der Zwang, seinen Teller leer zu essen, besteht dann oft ein Leben lang. Bedenkt man, dass die Portionen und damit die Kalorienmengen pro Teller bei uns immer größer werden, verwundert es nicht, warum gerade die »braven Esser« so oft Gewichtsprobleme haben.

- Bei All-you-can-eat-Angeboten kann ich einfach nicht mehr aufhören zu essen. Manchmal gehe ich erst, wenn mir schon übel geworden ist.
- Ich esse gerne noch schnell eine Kleinigkeit, bevor ich aus dem Haus muss, in den Zug steige oder zur Arbeit fahre.
- Ich liebe Fleisch und Wurst. Obst und Gemüse verirren sich nur einmal aus Versehen in meinen Kühlschrank.
- Ich möchte fit und gesund sein. Essen ist bei mir eher Mittel zum Zweck. Ich wähle meine Nahrung nach den Inhaltsstoffen. Ich kenne mich ziemlich gut mit Vitaminen, Omega-3-Fettsäuren und Mineralstoffen aus und greife gerne zu Functional Food wie ACE-Drinks und probiotischen Joghurts.
- Ich habe immer einen Vorrat an Süßem oder Salzgebäck im Haus. Man kann ja nie wissen, wann der nächste Besuch kommt.
- Ich trinke zum Essen gerne Bier oder Wein. Leider bleibt es dann meist nicht bei einem Glas.
- Ich kaufe ausschließlich im Bioladen ein. Ich esse möglichst nur, was regional angebaut wurde, und lehne Zusatzstoffe im Essen strikt ab. In meinem Hinterkopf existiert eine imaginäre Liste, auf der ich zwischen »gesunder« und »ungesunder« Kost unterscheide. Ich meide alles Ungesunde. Ich lese Testberichte, achte auf Ökosiegel und informiere mich regelmäßig über neue Forschungsergebnisse zum Thema »gesunde Ernährung«.
- Beim Essen bin ich ein konventioneller Typ. Ich habe viele meiner Ernährungsgewohnheiten schon von meiner Mutter übernommen und bleibe dabei. Ich probiere ungern Neues aus und folge dem Leitsatz: Was der Bauer nicht kennt, isst er nicht.
- Bei Schokolade werde ich schwach.
- Ich esse meinen Teller immer leer. Im Restaurant bringe ich es einfach nicht übers Herz, Reste zurückgehen zu lassen.

Wenn die Seele dick macht

Nicht nur Alltagssituationen verführen zu übermäßigem Essen, auch emotionale Essmuster haben es in sich. Die Angewohnheit, seelische Bedürfnisse wie Geborgenheit, Entspannung oder Lebenslust durch Essen zu stillen, wirken sich schnell spürbar auf das Körpergewicht aus.

Es gibt keinen Zweifel daran, dass es im Grunde die Seele ist, die dick macht. Schließlich dient Essen ja nicht nur dem physiologischen Überleben, sondern hat auch viel mit Gefühlen zu tun. Essen macht Spaß und soll es auch. Schwierig wird es erst, wenn Gefühle des Mangels dazu führen, dass wir anfangen, unkontrolliert Schokolade oder Fast Food in uns hineinzustopfen.

Bestimmt kennen Sie das auch: Sie langweilen sich ... und greifen zur Chipstüte. Sie sind gestresst ... und brauchen dringend eine Tafel Schokolade. Jemand war unfair zu Ihnen ... und Sie trösten sich mit Pizza oder Pommes. Es gibt viele Emotionen, von denen wir heute wissen, dass Sie uns dazu verleiten, mehr zu essen, als wir möchten. Unkontrolliertes Essen kann beispielsweise mit Folgendem zusammenhängen:

- Stress, Überforderung, Überarbeitung
- Langeweile, Einsamkeit, depressive Stimmungen
- Traurigkeit, Frustration, Kummer
- Scham, mangelndes Selbstwertgefühl
- Drogenmissbrauch
- Ängste und Sorgen
- Traumatische Erfahrungen

Viele Übergewichtige essen, um sich zu trösten, sich zu belohnen, sich abzulenken, sich zu beruhigen – ja sogar, um sich zu bestrafen. Ebenso wie Nahrungsverweigerung und Magersucht sind auch Ess-

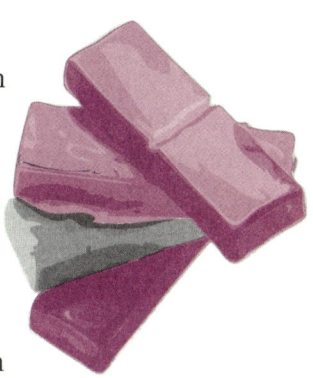

attacken und starkes Übergewicht immer im Zusammenhang mit den seelischen Ursachen zu sehen. Wer genau hinsieht, wird schnell erkennen, dass unsere eigentliche Aufgabe nicht darin besteht, unser Gewicht zu regulieren. Letztlich geht es darum, uns selbst gegenüber wieder achtsamer zu werden und herauszufinden, wonach wir uns eigentlich wirklich sehnen.

Vom Naschen zur Naschsucht

Die Lebensmittelindustrie hat es längst erkannt: Wir konsumieren nicht nur, um unseren körperlichen Hunger, sondern vor allem auch, um unseren seelischen Hunger zu stillen. Und während der Bedarf an Kalorien relativ schnell gedeckt ist, ist der Hunger nach Liebe, nach Lebendigkeit oder nach Trost unstillbar und verspricht deshalb gute Umsätze.

Die Werbung lockt entsprechend – etwa mit der »zartesten Versuchung«. Sie lädt uns dazu ein, uns zu »verwöhnen«, uns etwas zu »gönnen« oder »für schöne Stunden« etwas Feines parat zu haben. Es geht hier ja schließlich nicht um Kalorienbilanzen, sondern um viel mehr: Es geht um Wohlbefinden, Entspannung, ja mehr noch – es geht um Glück.

Süßigkeiten = Glück – so einfach lautet die kulinarische Glücksformel. Kein Wunder, dass viele glauben, ohne ihre »süße Belohnung« keinen Tag mehr überstehen zu können. Oder dass ganze Horden von ausgehungerten Tigern durch ihre Küchen und um ihre Kühlschränke schleichen – immer auf der Suche nach irgendetwas Essbarem, das geeignet sein könnte, die innere Leere zu füllen. So etwas nennt man dann Ersatzbefriedigung. So gesund der Hunger nach Leben und Lebendigkeit ist – die Sehnsucht nach intensiven Erfahrungen lässt sich nie durch Fressorgien stillen. Essen eignet sich nicht als Ersatz – weder für Liebe noch für Sex oder Abenteuer, ja nicht einmal als Ersatz für mehr Lebensfreude.

Sicher kennen Sie den uncharmanten Begriff »Fresssucht«. Zugegeben – das ist kein schönes Wort. Aber es verdeutlicht, wie stark sich seelischer Hunger auf den Appetit auswirken kann. Falls Sie öfter unter Heißhungerattacken leiden, wissen Sie selbst, dass Essen zur Sucht werden kann. Ein richtiger »Binge Eater« (Anfallsfresser) kann bei einem einzigen Anfall locker 3000 Kalorien und mehr in sich hineinstopfen.

Essstörung oder Sucht?

In Expertenkreisen wird darüber gestritten, ob Essstörungen zu den klassischen Süchten zu rechnen sind oder nicht. Schließlich bekommt ja niemand so leicht Entzugserscheinungen, nur weil er eine Woche lang keinen Zucker oder kein Fast Food kriegt. Oder vielleicht doch?

Mit der Minus-1-Diät werden Sie das herausfinden. Sie werden erkennen, wo bei Ihnen der Genuss aufhört und wo die Sucht anfängt. Sie werden die Erfahrung machen, wie Ihr Körper und Ihre Gefühle reagieren, wenn Sie eine Zeit lang ganz auf Kaffee, Schokolade oder Alkohol verzichten. Substanzbezogene Suchtformen werden Sie dabei schnell aufdecken. Vor allem aber werden Sie wacher werden und lernen, genauer hinzusehen. Und dabei werden Sie ein tieferes Verständnis dafür entwickeln, warum Sie bestimmte Dinge essen. Das wiederum wird Sie viel weiter bringen als alle Schuldgefühle zusammen.

Die eigenen Muster durchbrechen

Wenn Sie langfristig abnehmen wollen, sollten Sie ein paar Dinge über sich selbst herausfinden. Die meisten Diäten zielen einzig auf äußere Veränderungen ab. Doch es genügt nicht, ein paar Wochen lang mehr Salat zu essen oder beim Essen die Kalorien zu reduzieren. Wirklich erfolgreich können Sie nur sein, wenn Sie die Fangnetze erkennen, in denen Sie sich verfangen haben – und indem Sie damit anfangen, diese Netze dann auch zu durchschneiden. Gewohnheiten haben nicht viel mit Wissen zu tun, sondern mit Wiederholung. Sicher wissen Sie, dass Bewegung gesund ist – aber Ihre Gewohnheit besteht vielleicht trotzdem darin, abends auf dem Sofa zu liegen. Wenn Sie von der Arbeit kommen, legen Sie sich drauf – Sie tun das immer wieder. Ebenso ist auch der Konsum von bestimmten Nahrungs- und Genussmitteln für die meisten von uns eine reine Gewohnheitssache. Zu den Nahrungsmitteln, die bei unserer modernen Ernährungsweise eine besonders große Rolle spielen, gehören die folgenden:

- Zucker
- Fast Food / Snacks
- Kaffee
- Milchprodukte
- Weißmehl
- Alkohol
- Fleisch
- Zusatzstoffe

Diese Nahrungsmittel oder Substanzen stehen im Mittelpunkt der Minus-1-Diät. Sie bilden die Grundlage für das Experiment, an dessen Ende Sie eine neue Einstellung gewinnen werden. Diese Einstellung wird nicht auf irgendwelchen Expertenmeinungen, sondern ganz allein auf Ihren eigenen Erfahrungen gründen, was sehr viel besser ist. Denn erst, wenn Sie am eigenen Leib erfahren, was Ihnen guttut, welche Art von Essen dazu führt, dass Sie zu- oder abnehmen, oder wie Ihre Stimmungen sich durch bestimmte Substanzen verändern, können Sie wirklich eine vernünftige Entscheidung treffen, die mit Ihren Gefühlen übereinstimmt. Und nur durch diese Entscheidung wird sich Ihr Leben – oder zumindest Ihre Ernährung – dauerhaft und ohne Zwang verändern.

Die Minus-1-Diät und das »Weniger-ist-mehr«-Prinzip

Wir werden Ihnen in diesem Buch nicht empfehlen, fettarm zu essen, Ihre Nahrung in Kohlenhydrate und Eiweiß zu trennen oder fünfmal am Tag Obst zu sich zu nehmen. Die Minus-1-Diät funktioniert viel einfacher: Sie nutzt die Erkenntnis, dass weniger mehr ist. Komplizierte Diättipps gibt es ohnehin schon wie Sand am Meer – doch sind wir dadurch wirklich schlanker geworden? Oder gesünder?

Ganz gleich, ob Sie an Übergewicht oder Essstörungen leiden oder ob Sie sich in Zukunft einfach nur mehr von Ihren gesunden Instinkten leiten lassen wollen: Durchbrechen Sie die alten Muster Ihres Essverhaltens! Dazu brauchen Sie keine aufwendigen Tabellen, auch keine Diätapostel, Ernährungspäpste oder sonstigen Spezialisten.

Wenn Sie dem »Weniger-ist-mehr«-Prinzip folgen möchten, gibt es nur wenige Punkte, die wirklich wichtig sind:

1. Verabschieden Sie sich von Crash-Diäten, Pillen, Pülverchen oder anderen Abnehmtricks.

2. Kontrollieren Sie Ihr Essen, bevor es Sie kontrolliert – aber nicht durch eiserne Disziplin, sondern indem Sie beginnen, auf die Signale Ihres Körpers zu achten.

3. Hüten Sie sich vor der »Schwarz-Weiß-Falle«. Weder ist Schokolade »böse« noch sind Orangen »gut«. Jeder reagiert anders – werden Sie deshalb nicht fanatisch.

4. Verändern Sie nur eine einzige Sache in Ihrer Ernährung – und das nur für kurze Zeit. Beobachten Sie dann genau, was passiert.

Immer nur ein Schritt

Wenn Sie auf dem Weg zu Ihren Zielen nicht gerne auf der Nase landen wollen, empfiehlt es sich, immer nur einen einzigen Schritt zu gehen. Auch bei der Minus-1-Diät ist es wichtig, einen Schritt nach dem anderen zu tun. Schließlich wissen Sie selbst, wie frustrierend es ist, mit einer Liste voller guter Vorsätze ins neue Jahr zu starten und dann nach kürzester Zeit zu versagen. Und sind Sie erst einmal gescheitert, wird Ihr innerer Kritiker nicht zögern, Ihnen ein mächtig schlechtes Gewissen zu machen.

Eine kleine Portion Willenskraft ist gut – aber viel wichtiger ist die Achtsamkeit. In Langzeitstudien konnte nachgewiesen werden, dass Menschen, die häufig strenge Diäten machen, im Laufe der Jahre immer mehr wiegen. Deutlich erfolgreicher sind Strategien, die dazu führen, dass die Probanden bewusst Verantwortung für ihre Ernährungsgewohnheiten übernehmen.

Je mehr Regeln, desto schwieriger wird es. Deshalb werden Sie bei der Minus-1-Diät nur einige wenige konkrete Anweisungen bekommen, die Sie leicht umsetzen können. Bei der Minus-1-Diät werden Sie sich immer nur auf ein Genuss- oder Nahrungsmittel konzentrieren und nur relativ kurze Zeit damit experimentieren.

Obwohl die einzelnen Schritte so einfach sind, dass sie Ihnen kaum Probleme bereiten dürften, wird Ihre Willenskraft durch jede Minus-1-Woche trotzdem Schritt für Schritt gestärkt. Während Sie beispielsweise darauf achten, eine Woche lang keinen Zucker, Kaffee oder Alkohol zu sich zu nehmen, entscheiden Sie sich jedes Mal ganz bewusst dafür, Ihre Essgelüste nicht dem Zufall zu überlassen, sondern behalten die Kontrolle.

Auf diese Weise durchbrechen Sie Gewohnheiten, die Ihre Ernährung schon viel zu lange bestimmen. Vor allem aber beginnen Sie, die Regie zu übernehmen, statt sich mit der Statistenrolle des ferngesteuerten Gourmands zufriedenzugeben.

Stressfrei abnehmen

Eines der wichtigsten Prinzipien der Minus-1-Diät lautet: Bloß kein Stress! Indem Sie immer nur einen einzigen Schritt gehen und Ihr großes Ziel (»Abnehmen«) in viele kleine Teilziele (z. B. »eine Woche ohne Zucker«) unterteilen, vermeiden Sie das Gefühl, vor einem unüberwindbar hohen Berg zu stehen. Genau dieses Gefühl stellt sich aber ein, wenn Sie versuchen, Ihre Ernährung radikal umzustellen, wie es viele Diäten fordern. Jede Crash-Diät weckt Ihren inneren Schweinehund, der desto lauter bellen wird, je größer die Anstrengung wird. Frust und Stress sind dann die Folgen und die Erfolge ungewiss. Wenn Sie dauerhaft abnehmen wollen, sollten Sie jede Art von Stress vermeiden: Achtsamkeit hilft Ihnen, sanft mit sich selbst umzugehen. Natürlich brauchen Sie ein wenig Disziplin, um beispielsweise eine Woche auf Fleisch zu verzichten – doch 10 Prozent Disziplin genügen. Reservieren Sie die übrigen 90 Prozent für das Beobachten und die Achtsamkeit – und lassen Sie Ihren inneren Schweinehund gemütlich weiterschlafen.

Das Wichtigste auf einen Blick

Es ist nicht der Mangel, sondern der Überfluss, der uns heute krank und dick macht. Längst ist Übergewicht zur neuen Volkskrankheit geworden. Einzelne Faktoren wie zu viel oder zu fettes Essen sind dafür jedoch nicht verantwortlich zu machen. Vielmehr haben die wahren Ursachen mit unseren modernen Essgewohnheiten zu tun: Während wir uns einerseits viel zu wenig Zeit fürs Essen nehmen, tappen wir andererseits regelmäßig in die immer gleichen Fressfallen hinein. Schuld daran sind Muster, die durch verschiedene Situationen (Beispiel: Fernsehen und Naschen) oder durch seelische Ursachen (Beispiel: Kummerspeck) verursacht werden können.

Die Minus-1-Diät ist eine Methode, die die Achtsamkeit gezielt einsetzt, um eingefahrene Muster zu durchbrechen. Sie verwandelt das Essen von einer automatischen in eine bewusste Tätigkeit. Die Minus-1-Diät verzichtet auf komplizierte Regeln. Sie folgt dem Prinzip der kleinen Schritte und zielt auf langfristige Erfolge und einen entspannten und bewussten Umgang mit der eigenen Ernährung ab.

Kapitel 3

Achtsamkeit statt Kalorienzählen

Unachtsam zu sein ist eine einfache Möglichkeit, sein Leben zu verpassen. Wer nicht achtsam ist, ist nicht bei der Sache. Und die »Sache«, um die es hier geht, sind Sie: Ihr Wohlbefinden, Ihre Gesundheit, Ihr Gewicht und sogar Ihre Lebensfreude hängen davon ab, wie wach und bewusst Sie sind.

Leider bietet jedoch jeder Tag unendlich viele Gelegenheiten, nicht bei der Sache zu sein: Sie können mit Ihrem Partner oder Ihren Kindern sprechen, ohne ihnen wirklich zuzuhören, weil Sie im Kopf ganz woanders sind. Sie können an einem Traumstrand liegen und nichts von Sonne, Wolken und Meer, ja nicht einmal etwas von Ihrem beginnenden Sonnenbrand mitbekommen, weil Sie über Zukunftspläne nachgrübeln. Und natürlich ist es auch kein Problem, schnell einmal eine ganze Packung Konfekt zu vertilgen, ohne sich anschließend an den Geschmack oder gar an die Anzahl der Pralinen zu erinnern, wenn Ihre Aufmerksamkeit völlig auf die Quizshow im Fernsehen gerichtet war.

Minus 1 – die Achtsamkeitsdiät

Die Minus-1-Diät richtet sich an alle, die vor allem deshalb ein Gewichtsproblem haben, weil sie unachtsam essen. Und wissen Sie was? Das sind praktisch alle!

Der »Trick« der Minus-1-Diät besteht im Weglassen oder »Cancelling«. Meist können wir Dinge besser beurteilen, wenn sie uns fehlen, als wenn wir sie haben. Es ist ziemlich schwierig, eine Woche lang achtsam Auto zu fahren. Viel einfacher ist es, einmal eine Woche gar nicht Auto zu fahren und dabei zu beobachten, wie sich das auf unser Leben auswirkt. Das Prinzip der Minus-1-Diät funktioniert genauso: Statt bei jedem Bissen achtsam zu essen – was zwar auch möglich, aber nicht leicht ist – verzichten Sie einfach jeweils eine Woche lang auf bestimmte Nahrungs- oder Genussmittel, die Sie sonst üblicherweise und meist unbewusst konsumieren. Indem Sie sich dann genau beobachten, verfeinern Sie Ihre Wahrnehmung und aktivieren Ihre Körperintelligenz. Ihre Zellen wissen nämlich ganz genau, was Sie brauchen – und durch Achtsamkeit können Sie das auch herausfinden.

Sie können aus Ihren Erfahrungen lernen. Jeder von uns kann das – sonst wären wir nicht überlebensfähig. Doch natürlich müssen Sie die Erfahrungen erst einmal machen können. Sie brauchen gewissermaßen eine Schraube, an der Sie drehen können. Eine Woche keinen Kaffee, eine Woche kein Fleisch, eine Woche keine Süßigkeiten zu essen oder auch mal konsequent auf Weißmehl zu verzichten – das sind einfache »Schrauben«, die Ihnen ganz konkrete Erfahrungen mit Ihrer Ernährung ermöglichen und Ihnen dabei helfen, Ihre Aufmerksamkeit gezielt zu lenken.

Ein Wegweiser, auf den Sie sich verlassen können

Angenommen, Sie wären auf der Suche nach Ihrer großen Liebe – würden Sie da eine Tabelle mit sich tragen, auf der Körpergröße, Maße, Gewicht, Haarfarbe, Schulabschluss und Jahreseinkommen Ihres Idealpartners vermerkt sind, und dann nach dem passenden Exemplar suchen? Hoffentlich nicht! Falls doch, dann machen Sie sich besser nicht zu viele Hoffnungen: Glückliche Paare wissen, dass es nicht auf Körpergewicht, Steuerklasse oder Augenfarbe, sondern auf die Chemie, auf Sympathie und Ausstrahlung ankommt. Und diese Dinge entscheidet nicht der Kopf, sondern das Herz – obwohl die Hormone dabei natürlich auch ein Wörtchen mitzureden haben. Auch bei der Suche nach der – für Sie! – optimalen Ernährung sollten Sie sich nicht darauf verlassen, was Sie »wissen«. Ihr Wissen ist immer von äußeren Quellen abhängig – beispielsweise von Tabellen oder Listen. Doch die sind nicht sehr verlässlich. Außerdem werden Sie umso leichter neurotisch, je intensiver Sie sich mit verschiedenen Ernährungs- und Gesundheitskonzepten befassen. Die zwanghafte Beschäftigung mit dem eigenen Gewicht oder der Unterscheidung zwischen »guten« und »schlechten« Nahrungsmitteln ist verwirrend, sie verunsichert nur. Vielleicht kommen Ihnen einige der folgenden Glaubenssätze rund um das Thema »richtige Ernährung« bekannt vor:

- Fett ist schädlich. Ich sollte viel weniger Fette essen und eine Low-Fat-Diät machen.
- Kohlenhydrate sind schädlich. Ich sollte viel mehr Eiweiß essen und eine Low-Carb-Diät machen.
- Schokolade ist schlecht. Sie verschlackt den Körper, und man kriegt Pickel davon.

Was heißt es, achtsam zu sein?

Achtsamkeit ist eine Grundfunktion des menschlichen Geistes. Wir alle können achtsam sein, denn jeder von uns kann bewusst wahrnehmen, was im jeweiligen Augenblick seines Lebens passiert, ob im Körper, hinsichtlich der Gefühle und Gedanken oder auch in der Außenwelt. Achtsamkeit ist immer möglich, es sei denn, wir schlafen. Und leider schlafen wir ziemlich oft. Weniger im eigentlichen als vielmehr im übertragenen Sinne – immer dann nämlich, wenn unsere Handlungen oder Reaktionen automatisch ablaufen.

Unachtsamkeit kann ziemlich gefährlich werden. Wenn unsere Verhaltensweisen wie vorprogrammiert ablaufen, verlieren wir die Kontrolle darüber, was wir tun, sagen, fühlen oder natürlich auch essen. Umgekehrt hilft Achtsamkeit uns dabei, aufzuwachen und den Kurs wieder selbst zu bestimmen.

Ursprünglich stammt das Konzept der Achtsamkeit aus dem Fernen Osten. Im Buddhismus wird die Achtsamkeit schon lange kultiviert, um sich seiner Empfindungen und Erfahrungen im Hier und Jetzt bewusster zu werden. Achtsamkeit ebnet den Weg in die Meditation, die uns einen intensiveren Zugang zu unserem Leben ermöglicht. Heute setzen auch westliche Therapeuten die Fähigkeit zur Achtsamkeit immer häufiger ein. Studien zeigen, dass Achtsamkeitstraining die Behandlung von Stress, Depressionen, chronischen Schmerzen, Drogenabhängigkeit, Ängsten oder sogar Krebs- und Herzerkrankungen effektiv unterstützen kann.

Wenn es darum geht, eingefahrene, schädliche Verhaltensmuster zu durchbrechen, kann Achtsamkeit wahre Wunder wirken. Achtsam sein heißt jedoch nicht, die Zähne zusammenzubeißen oder etwas erreichen oder verändern zu wollen. Ganz im Gegenteil: Welche Gefühle, Gedanken, Stimmungen oder Körperempfindungen auch auftreten mögen, sie alle sind wertvoll und gut. Deshalb gilt auch für die Minus-1-Diät: Bleiben Sie locker. Konzentrieren Sie sich einfach nur darauf, das Licht Ihres Bewusstseins einzuschalten – hell wird es dann ganz von selbst.

- Wir müssen viel mehr trinken, um den Körper durchzuspülen. Drei Liter am Tag sollten es mindestens sein.
- Man sollte viel mehr Rohkost essen. Rohkost enthält viele Vitamine und ist gesund.
- Ich sollte keine Eier mehr essen. Eier enthalten Cholesterin und sind ungesund.
- Ich sollte öfter mal ein Ei essen. Eier enthalten viel hochwertiges Eiweiß und Vitamin A.

Im Chaos der widersprüchlichen Ansichten fällt es uns schwer, die Orientierung zu behalten. Viele Menschen vertrauen nur noch dem, was Prominente sagen, was die Unterhaltungs- und Modebranche vorgibt oder was die Werbung als ideal propagiert. Mädchen und junge Frauen hungern sich ins Grab, weil sie den Kontakt zu ihrem Körper und zu ihren wirklichen Bedürfnissen verloren haben. Und auch Übergewichtige vertrauen nicht mehr auf ihre Instinkte, sondern suchen rastlos nach dem ultimativen Patentrezept, das sie schnellstmöglich von ihren Pfunden befreien möge.

Ein Mangel an Achtsamkeit und Gewahrsein führt dazu, dass wir verlernen, uns selbst zu vertrauen. Statt zu tun, was uns unser Bauch sagt, tun wir oft Folgendes:

- Wir verlassen uns viel zu sehr auf Experten.
- Wir fallen dem Diätwahn zum Opfer.

- Wir vergessen die Intelligenz unseres Körpers.
- Wir erkennen nicht, dass jeder Mensch seinen eigenen Weg zu seiner optimalen Ernährung finden muss.

Misstrauen Sie den Experten

Sicher – manchmal sind Experten Gold wert. Wenn Sie beispielsweise keine Ahnung von Automotoren haben, und die Einspritzanlage ihren Geist aufgibt, ist es besser, gleich die Werkstatt anzurufen, statt zum Schraubenzieher zu greifen. Und wenn Sie sich einer komplizierten Meniskusoperation unterziehen müssen, sollten Sie das natürlich auch lieber einem erfahrenen Chirurgen überlassen. Was aber, wenn es um so natürliche Vorgänge wie Atmen, Schlafen oder Essen geht? Brauchen wir wirklich Fachleute, die uns zeigen, wie wir »richtig« atmen oder »richtig« essen müssen?

Was das Thema »Ernährung« betrifft, so gilt jedenfalls, dass die Experten heute noch lange nicht auf einen grünen Zweig gekommen sind. Jedenfalls nicht auf den gleichen. Groß angelegte Studien zeigen, dass wir den Ernährungstipps vermeintlicher Fachleute nicht allzu viel Vertrauen schenken sollten. Ganz gleich, ob es um Salz, Alkohol, Vitamine, Ballaststoffe, Fett oder Eiweiß geht – oft wird von dem, was Wissenschaftler uns heute dringend ans Herz legen, schon morgen wieder ebenso dringend abgeraten.

Was glauben Sie: Ist Kaffee schlecht für den Magen? Oder wirkt er eher vorbeugend gegen Alzheimer? Ist die Cholesterinlüge wirklich eine Lüge? Verlängern Rotwein und Olivenöl tatsächlich das Leben, oder ist Langlebigkeit vielmehr eine Wirkung mediterraner Lebenskunst? Macht Schokolade glücklich oder eher abhängig? Sind wir vitaminunterversorgt oder vielleicht doch eher überversorgt? Hängt der Fettanteil beim Essen mit dem Krankheitsrisiko für koronare

Herzerkrankungen zusammen? Ja? Sind Sie sicher? Sie wissen es nicht? Macht nichts – die Wissenschaftler nämlich auch nicht. Ständig liefert die Wissenschaft neue Erkenntnisse. Derzeit empfiehlt die Deutsche Gesellschaft für Ernährung (DGE) beispielsweise eine Kost, die wenig Fett und relativ viele Kohlenhydrate enthält. Neuere Studien, die zeigen, dass sich die Blutwerte bei Personen verbessern, die etwas mehr Fett zu sich nehmen, wurden dabei nicht berücksichtigt. Ebenso wenig die Tatsache, dass es in den USA trotz jahrzehntelangen Low-Fat-Posaunens heute mehr Übergewichtige gibt als je zuvor.

Das Vertrauen in »wissenschaftlich fundierte« Berichte und Thesen ist unbegründet. Genau genommen können Ernährungsexperten noch nicht einmal exakt bestimmen, wie viele Kalorien jeder von uns überhaupt braucht. So gilt beispielsweise die Faustregel, die besagt, dass eine junge Frau bei leichter körperlicher Tätigkeit rund 2000 Kalorien am Tag zu sich nehmen sollte. US-Forscher wollten es jedoch einmal etwas genauer wissen und überprüften die These. Dabei erkannten sie, dass der Kaloriengrundumsatz je nach Veranlagung locker mal um 1000 Kalorien vom errechneten Wert abweichen kann. Und wenn es um die Menge und Zusammenstellung von Vitaminen oder Mineralstoffen geht, herrscht erst recht großes Rätselraten.

Ständig neue Erkenntnisse

Mit jeder neu durchgeführten Ernährungsstudie ändern sich der wissenschaftliche Standpunkt und die entsprechenden Empfehlungen an die ohnehin verwirrte Bevölkerung. Es ist noch nicht einmal 20 Jahre her, da Fleisch noch als ein Stück Lebenskraft galt. Dann folgte die Blütezeit des Korns. Ob Müsli oder Vollkornbrot – je mehr

Körnchen, desto besser. Wenig später waren es plötzlich Obst und Gemüse, die als Gesundmacher Nummer eins gefeiert wurden. Inzwischen sind Kohlenhydrate in Verruf geraten, und der Trend geht wieder zu Fleisch, Eiern und Eiweißreichem. Und auch Salz oder Wein sind heute nicht mehr tabu.

Vor einigen Jahren wurde mit großem Aufwand die Kampagne »5 am Tag« ins Leben gerufen. Das erklärte Ziel: der Bevölkerung den Griff zu Apfel, Karotte und Salat schmackhaft zu machen. Der regelmäßige Verzehr von frischem Obst und Gemüse, so die These, verringere das Krebsrisiko. Nichts gegen Gemüse: Wenn es Ihnen schmeckt und guttut, dann essen Sie es ruhig täglich und in allen Variationen. Was aber die Theorie von der krebsvorbeugenden Wirkung betrifft, so gibt es heute klare Belege dafür, dass die Gemüseempfehlung leider viel mehr verspricht, als sie hält.

In der jüngsten EPIC-Studie (»European Prospective Investigation into Cancer and Nutrition«), im Rahmen derer über 300 000 Frauen in zehn Ländern Europas wissenschaftlich beobachtet wurden, zeigte sich, dass Obst und Gemüse leider nicht vor Brustkrebs schützen. Abgesehen davon, dass die »5 am Tag«-Kampagne nicht sehr erfolgreich war und das Ernährungsverhalten der Bevölkerung kaum verändert hat, gibt es bis heute keinerlei wissenschaftliche Nachweise dafür, dass pflanzliche Nahrung vor Krebserkrankungen schützt.

Und was folgt nun daraus? Vor allem einmal, dass Sie in Zukunft skeptisch sein sollten, wenn Sie wieder einmal einen Artikel über »die optimale Ernährung« lesen. Auch wenn Experten noch so überzeugend auftreten, sollten Sie bedenken, dass sie ihre Erkenntnisse oft nur aus Reagenzgläsern oder Tierversuchen oder aus der Auswertung einzelner und kaum repräsentativer Studien gewinnen. Und selbst wenn die Studien repräsentativ sind, sagen sie überhaupt nichts über den Einzelfall aus.

Absolute Aussagen über Lebensmittel sind immer mit Vorsicht zu genießen. Außerdem sollten Sie sich vor Diäten hüten, die Sie zu tiefgreifenden Veränderungen Ihrer Ernährungsweise zwingen. Erst recht, wenn sie komplizierte Regeln enthalten und äußere Umstellungen von Ihnen verlangen, ohne Ihr Bewusstsein mit auf die Reise zu nehmen.

Vorsicht: Diätwahn!

Wenn Sie bei einer Internetsuchmaschine den Begriff »Diät« eingeben, bekommen Sie etwas mehr als vier Millionen Treffer. Geben Sie »Übergewicht« ein, sind es weniger als halb so viele. An Diäten mangelt es also offensichtlich nicht. Und natürlich ist für jeden Geschmack etwas dabei: Sie mögen Obst? Wie wäre es dann einmal mit einer Ananas- oder Grapefruit-Diät? Ach so: Reis, Kartoffeln oder Pasta sind Ihnen lieber? Kein Problem – auch das gibt es alles in Diätform.

Damit wir uns nicht missverstehen: Viele der herkömmlichen Diäten sind durchaus sinnvoll und bieten interessante Lösungsansätze. Das gilt gerade für Klassiker wie Brigitte, Weight Watchers® oder Metabolic Balance®. Und sogar einseitige Diäten wie Low-Fat oder Low-Carb können trotz wissenschaftlicher Bedenken positive Veränderungen hervorrufen. Allerdings gilt dabei: Probieren geht über studieren. Das Problem ist nämlich, dass es »die richtige Diät« gar nicht gibt.

Wenn schon Diät, dann nach der Minus-1-Methode

Wussten Sie schon, dass die meisten Diäten dick machen? Unser Körper verwechselt jede strikte Diät mit einer Hungersnot. Um die Defizite aus dieser »Hungersnot« auszugleichen, wartet er auf die nächstbeste Gelegenheit, um seine Speicher wieder ganz schnell aufzufüllen – oder anders ausgedrückt: Die nächste Fressattacke kommt bestimmt.

Vor allem strenge Diäten führen dazu, dass unser Stoffwechsel einen Gang runterschaltet, wir keine Lust mehr haben, uns zu bewegen, und mangels Genusserlebnissen leicht die Flinte ins Korn werfen. Zahlreiche Untersuchungsergebnisse laufen auf folgende einfache Erkenntnis hinaus: Je strenger die Diät, desto höher die Abbruchrate. Kein Wunder also, dass rund 90 Prozent aller Diäten langfristig gesehen nicht zum Erfolg führen.

Darum raten wir Ihnen, einmal etwas völlig Neues auszuprobieren: die Minus-1-Diät. Wären wir nicht davon überzeugt, dass eine Veränderung der Perspektive in Sachen Diät dringend nötig ist, würden wir dieses Buch nicht schreiben. Andererseits wissen wir natürlich auch, dass es unzählige Diäten gibt und dass Sie im Laufe der Zeit vielleicht noch einige davon ausprobieren werden. Und wissen Sie was? Das Prinzip der Minus-1-Diät können Sie dabei immer anwenden. Vollkommen egal, welche Diät Sie machen: Lernen Sie, mehr auf Ihr Gespür und Ihren Körper zu hören, statt die der Diät zugrunde liegenden Theorien überzubewerten. Für jedes Argument, das dafür spricht, weniger Fett, Kohlenhydrate oder Eiweiß zu essen oder seine Ernährung nach Blutgruppen einzuteilen, gibt es nämlich mindestens genauso viele, die dagegen sprechen. Vertreiben Sie also alle heiligen Kühe aus Ihrer Küche und aus Ihrem Kopf. Einige einfache Prinzipien helfen dabei:

- Sehen Sie jede Diät einfach nur als eine Möglichkeit an, neue Erfahrungen zu sammeln.
- Probieren Sie neue Ernährungsweisen zunächst immer nur für einen festgelegten Zeitraum aus – am besten für eine Woche. Notieren Sie Ihre Erfahrungen – beobachten Sie, was sich verändert.
- Hören Sie lieber auf Ihren Bauch als auf die Experten und finden Sie heraus, ob die Regeln der Diät auch wirklich zu Ihrer individuellen Veranlagung passen oder nicht.

Aktivieren Sie Ihre Körperintelligenz

Durch die Minus-1-Diät werden Sie lernen, Ihren inneren Kompass zu benutzen. Das klappt aber nur, wenn Sie nicht zu viel nachdenken, sondern Ihren Körper bitten, Ihnen zu zeigen, wo es langgeht. Denn Ihr Körper weiß mehr, als Sie glauben: Er weiß, wann und wie oft Sie einatmen und ausatmen müssen. Er weiß, wie er Ihren Blutdruck und Herzschlag stabil hält und welche Hormone er ausschütten muss, damit Sie abends einschlafen können und morgens wieder aus dem Bett kommen. Und natürlich weiß er auch, was und wie oft Sie essen sollten.

Säuglinge haben noch eine sehr gute Intuition, wenn es ums Essen geht. In Studien konnte nachgewiesen werden, dass Babys alle nötigen Nährstoffe ganz von selbst aufnehmen, wenn man sie eine Woche lang essen lässt, was sie wollen. Die Schwierigkeit des Experiments lag nur darin, die Mütter davon zu überzeugen, ihre Babys unter all den angebotenen und nicht ausschließlich »gesunden« Nahrungsmitteln frei wählen zu lassen, ohne einzugreifen.

Unser Gehirn und unsere Verdauungsorgane wissen ganz genau, ob wir das Richtige auf der Gabel haben oder nicht. Und sie senden unentwegt Signale. Das Problem ist also nicht der Sender, sondern der

Empfänger. Die subtilen Zeichen unseres Körpers richtig zu deuten ist anfangs schwierig, denn die Einflüsse von außen sind einfach zu stark: Eltern, Freunde, Werbespots und Hollywoodfilme prägen unsere Sichtweise. Und auch die Informationen, die wir durch die jeweils aktuellen Studien, die BMI-Tabellen und den Blick in den Spiegel erhalten, haben ihre Wirkung. Statt auf die Intelligenz unseres Körpers zu vertrauen, lassen wir uns von äußeren Reizen verwirren – und das kann fatale Folgen haben: Je weiter Sie sich nämlich von Ihren natürlichen Impulsen entfernen, desto größer ist die Gefahr, einer Essstörung zum Opfer zu fallen.

Gutes Essen, schlechtes Essen

Kennen Sie die Bezeichnung »Orthorexia nervosa«? Die Wortneuschöpfung, die sich an den Begriff »Anorexia nervosa« (Magersucht) anlehnt, wurde von dem US-amerikanischen Ernährungsmediziner Steven Bratman geprägt. Wer an Orthorexia nervosa leidet, ist darauf fixiert, seine Nahrung in »gut« und »schlecht« einzuteilen. Essen wird ihm zum Selbstzweck, ja mehr noch: zum Lebensinhalt. Die Liste der erlaubten und verbotenen Nahrungsmittel wird immer länger. Darunter leiden nicht nur die Betroffenen, sondern auch alle, die es noch wagen, sich mit ihnen an einen Tisch zu setzen, und die sich dann anhören müssen, wie »ungesund« sie sich ernähren.

Wenn Sie von Essstörungen und Neurosen frei bleiben oder werden möchten, müssen Sie einen Weg finden, wieder zu einer natürlichen und harmonischen Ernährung zu finden. Und am schnellsten geht das, wenn es Ihnen gelingt, Ihre Körperintelligenz zu aktivieren. Wohlgemerkt: Die Weisheit Ihres Körpers ist sowieso immer da – es geht also lediglich darum, sie wieder deutlicher wahrzunehmen. Einen großen Schritt auf diesem Weg werden Sie machen, wenn Sie mit der Minus-1-Diät beginnen. Doch es gibt noch weitere Strategien, um den Kontakt zur Weisheit Ihres Körpers zu verbessern:

- Machen Sie sich auf die Suche nach Ihren Mustern. Kinder übernehmen die Essgewohnheiten ihrer Eltern; später lassen sie sich durch Werbung, Partner und dergleichen mehr beeinflussen. Wo haben Sie Ihre Ernährungsgewohnheiten »aufgegabelt«?
- Schalten Sie in Zukunft öfter mal den Autopiloten aus und Ihr Bewusstsein ein, wenn Sie am Tisch sitzen.
- Achten Sie auf Abwechslung. Vermeiden Sie es, immer das Gleiche zu essen.
- Experimentieren Sie mit Portionsgrößen. Was passiert, wenn Sie einmal nur halb so viel essen wie sonst – oder doppelt so viel?
- Verändern Sie die »Mahl-Zeit« – nehmen Sie sich mehr oder ruhig auch einmal weniger Zeit. Üben Sie sich in Slow Food. Kauen und schmecken Sie intensiv und nehmen Sie sich für das Essen eine halbe Stunde mehr Zeit. Oder stopfen Sie umgekehrt doch einmal in wenigen Minuten möglichst viel in sich hinein: Essen Sie alles auf, noch bevor Ihr Körper darauf mit Sättigungssignalen reagieren kann. Und beobachten Sie dann, wie Sie sich jeweils dabei und danach fühlen.

Was Sie konkret tun, ist eigentlich nicht so wichtig. Wichtig ist, dass Sie genau darauf achten, wie Ihr Körper reagiert, nachdem Sie zu viel, zu wenig, zu schnell, zu langsam, das Falsche oder auch genau das Richtige gegessen haben.

Jedem das Seine

Mögen Sie Trachtenmode? Es gibt Leute, die in einer Tracht toll aussehen, anderen stehen neongrüne T-Shirts viel besser. Daher käme wohl auch niemand auf die Idee, jeden von uns in Lederhosen und Dirndl stecken zu wollen. Beim Essen ist es mit der Toleranz jedoch nicht so weit her wie in der Mode: Rohkostvertreter, die behaupten, dass Rohkost für jeden von uns gleichermaßen »gut« und »gesund« ist, gibt es durchaus. Keine Frage: Manche Menschen fühlen sich mit Rohkost rundum wohl – aber sollten sie deswegen wirklich alle ihre Mitmenschen dazu auffordern, Topf und Pfanne aus der Küche zu verbannen?

In Frankreich trinkt man gerne Rotwein, in Bayern Bier. Eskimos essen rohen Fisch, und Asiaten ernähren sich von Reis, während wir in Europa eher zur Kartoffel greifen. Doch glücklicherweise haben wir heute die Wahl: Ob Wein, Bier, Fisch, Reis oder Kartoffeln – wir genießen einfach, was uns schmeckt und guttut.

Oder sagen wir besser: Wir sollten genießen, was uns schmeckt und guttut. Tun wir aber leider nicht. Dabei ist die kulinarische Welt bunt genug, um jedem Geschmack gerecht zu werden. Und das ist auch gut so, da jeder Mensch vollkommen anders tickt. Wir sind unterschiedlich schwer und haben unterschiedlich große Füße. Darüber hinaus hat jeder von uns aber auch seine individuelle Verdauungsphysiologie und seine spezifische hormonelle Konstellation.

Ganz zu schweigen vom Geschmack. Über den lässt sich ja bekanntlich nicht streiten. Das haben übrigens kürzlich auch israelische Genforscher bestätigt: Es sind nämlich unsere Gene, die darüber entscheiden, wie die Geruchsrezeptoren in unserer Nase bestimmte Geschmacks- und Geruchsrichtungen wahrnehmen. Und das ist eben bei jedem unterschiedlich.

Ebenso wie es keine allgemeingültigen Wahrheiten darüber geben kann, was gut schmeckt, gibt es auch keine Erkenntnisse über die optimale Ernährung. Schon an einem so einfachen Beispiel wie dem Alkohol scheiden sich die Geister. Alkohol ist eine giftige Chemikalie, die sich unter anderem gut als Desinfektions-, Lösungs- und Reinigungsmittel eignet. Wollen Sie so etwas wirklich in Ihrem Glas haben? Doch andererseits: Ein Gläschen in Ehren ...

Ob kleinere Mengen Rotwein, Bier oder sogar Hochprozentiges nicht eher förderlich als giftig sind, wird in der Fachwelt seit vielen Jahren leidenschaftlich diskutiert. Die 95-jährige Urgroßmutter, die »schon immer« täglich ihr Schnäpschen nach dem Essen getrunken hat, ist geradezu legendär. Und wenn es stimmt, dass vor allem das gesund ist, was einem guttut, werden allgemeingültige Aussagen noch fragwürdiger. Jeder ist anders, und natürlich sollte auch jeder anders essen. Oder trinken. Die Minus-1-Diät bietet Ihnen ganz konkrete Möglichkeiten herauszufinden, wie Ihre persönliche optimale Ernährung aussieht.

Und wie ticken Sie?

Im Verlauf der Minus-1-Diät werden Sie beispielsweise ausprobieren, wie es sich für Sie anfühlt, einmal eine Woche keinen Alkohol zu trinken – weder Wein noch Bier noch Cocktails, ja nicht einmal die Kirschlikörfüllung in der Schokopraline.

Vielleicht wird Ihnen das sehr guttun. Vielleicht auch nicht. Sollte es Ihnen jedoch ernsthaft schwerfallen, sieben Tage lang ganz auf Alkohol zu verzichten, haben Sie vermutlich ein Problem. Das ist nicht weiter schlimm, aber es ist zumindest eine Tatsache, die Sie sich bewusst machen sollten. Und ebenso wie Alkohol können natürlich auch andere Substanzen wie etwa Schokolade, Fleisch oder Kaffee abhängig machen. Die Minus-1-Diät hilft Ihnen herauszufinden, wie Sie »ticken«, und Sensibilität dafür zu entwickeln, was Sie essen sollten. Nicht, weil es »gesund« ist, sondern weil es Ihren Bedürfnissen am besten entspricht.

Die Minus-1-Diät – eine moderne Fastenvariante?

Die Minus-1-Diät ist eine sehr sanfte Methode, die auch Menschen mit relativ wenig Willenskraft gefahrlos und jederzeit durchführen können. Von strengem Fasten kann man all das jedenfalls nicht behaupten. Ganz gleich, ob aus religiösen oder gesundheitlichen Gründen – falls Sie schon einmal zwei oder drei Wochen lang gefastet haben, wissen Sie vermutlich, dass Fasten bei all seinen positiven Wirkungen durchaus auch belastend und manchmal ganz schön frustrierend sein kann.

Interessant ist aber, dass sich das Wort »fasten« vom gotischen »fastan« ableitet. Der Begriff bedeutet so viel wie beobachten oder bewachen – und genau das tun Sie ja bei der Minus-1-Diät. Sie beobachten, was passiert, und wachen über die Signale, die Sie in Ihrem Körper, Ihren Gefühlen oder Gedanken wahrnehmen können.

Obwohl Sie bestimmte Prinzipien des Fastens also auch bei der Minus-1-Diät entdecken werden, hat die Minus-1-Diät doch mehr mit gezieltem Verzicht oder Cancelling als mit Fasten zu tun. Denn während beim klassischen Fasten ausschließlich Wasser oder Säfte bzw. Gemüsebrühen erlaubt sind, geht es bei der Minus-1-Diät darum, für kurze Phasen immer nur auf jeweils ein Nahrungsmittel zu verzichten.

In den meisten Religionen gilt das Fasten als Zeit der Besinnung. Die Katholiken fasten am Aschermittwoch und am Karfreitag, während im Islam der Fastenmonat Ramadan eingehalten wird. Asketisch lebende Ordensgemeinschaften verzichten ganz oder zumindest regelmäßig auf Substanzen wie Alkohol, Milchprodukte, Fleisch oder Eier. Und hier wären wir wieder bei den Gemeinsamkeiten zwischen Fasten und der Minus-1-Diät: Beide Methoden zielen darauf ab, das tägliche Einerlei zu durchbrechen, sich zu besinnen und dabei durchaus auch spirituelle Erfahrungen zu machen. Der Verzicht ist freiwillig, und er wird zum Gewinn, wenn wir erkennen, dass wir nicht all das haben müssen, was wir haben zu müssen glauben.

Apropos haben müssen: Wissen Sie, für welche Lebensmittel in der EU die meisten Werbemillionen ausgegeben werden? Für Süßigkeiten. Mehr als die Hälfte des gewaltigen Werbeetats wird investiert, um uns Konsumenten alles Süße noch mehr zu versüßen. Damit werden in der EU ausgerechnet jene Lebensmittel gefördert, die Subventionen ernährungsphysiologisch gesehen am wenigsten verdienen. Das Gefühl, dass wir ohne Süßigkeiten nicht leben können, wird von der Werbung kräftig angeheizt. Allein schon, um der Manipulation ein Ende zu bereiten, sollten Sie einmal eine Zeit lang auf Zucker verzichten; natürlich gibt es noch viele andere gute Gründe dafür, das auszuprobieren.

Sie können die Minus-1-Diät als eine sehr einfache Form des Rituals sehen. Das Ritual besteht darin, dass Sie achtsamer mit dem umgehen, was Sie essen, dass Sie das, was Sie essen, bewusster essen und dass Sie bestimmte Nahrungsmittel canceln. Wenn Sie auf Dinge verzichten, auf die Sie eigentlich gar nicht verzichten müssten, da sie reichlich vorhanden sind, wirkt sich das sehr positiv aus:

- Ihre Willenskraft wächst von Tag zu Tag, und das wird sich nicht nur auf Ihre Ernährung auswirken.
- Sie gewinnen mehr Kontrolle über Ihr Leben und Ihre Entscheidungen.

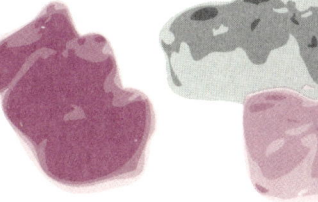

- Sie entwickeln Ihre Wahrnehmung und Ihre Instinkte.
- Sie müssen weniger Geld für Sachen ausgeben, die Sie plötzlich als völlig überflüssig erkannt haben.
- Sie haben mehr Geld übrig für Dinge, die Sie als wesentlich erkannt haben.

Achtsamkeit als Ritual

Viele Menschen nutzen Fastenzeiten als Rituale. Das ist sinnvoll, denn Rituale helfen dabei, den Alltagstrott zu durchbrechen und die Aufmerksamkeit auf Dinge zu lenken, die im täglichen Einerlei zu kurz kommen. Ebenso wie klassische Fastenperioden lässt sich auch die Minus-1-Diät als Ritual durchführen. Die wichtigsten Prinzipien von Ritualen finden Sie auch hier: Der Zeitraum ist festgelegt (eine Woche), das Ritual ist wiederholbar (Sie können die Diät ein- oder zweimal im Jahr durchführen), die Regeln sind einfach (z.B. »kein Zucker«), und das Ritual durchbricht Ihren normalen Alltag (in diesem Fall Ihre Ernährungsmuster).

Genau genommen ist die Minus-1-Diät ein Achtsamkeitsritual. Sie nehmen sich eine Auszeit – beispielsweise eine Auszeit vom Alkohol – und können dadurch Neues erfahren. Sie erhöhen den rituellen Charakter noch, wenn Sie sich jeden Abend vor dem Zubettgehen 15 Minuten Zeit nehmen, um zu erforschen, wie Ihre Minus-1-Woche sich auf Sie auswirkt. Setzen Sie sich entspannt an Ihren Lieblingsplatz, nehmen Sie das Minus-1-Tagebuchblatt zur Hand und lassen Sie den Tag noch einmal vor Ihrem inneren Auge vorbeiziehen. Erinnern Sie sich daran, wann und was Sie gegessen haben. Spüren Sie Ihren Körper, dann Ihre Gefühle und Gedanken. Notieren Sie alles, was Ihnen an diesem Tag aufgefallen ist, und wiederholen Sie das jeden Abend.

Das Wichtigste auf einen Blick

Die Minus-1-Diät ist eine Achtsamkeitsdiät. Achtsamkeit schreibt Ihnen nichts vor. Statt sich auf Experten und die sich ständig ändernden Ernährungstipps zu verlassen, lernen Sie durch die Minus-1-Diät lediglich, Ihren eigenen Erfahrungen mehr zu vertrauen. Gewichtsprobleme entstehen nämlich nicht dadurch, dass zu wenige von uns einen Taschenrechner besäßen, um die jeweils verspeisten Kalorien zusammenzuzählen. Das Problem ist nicht die mangelnde Rechenkunst, sondern ein Mangel an Achtsamkeit.

Wer ständig zwischen »guten« und »schlechten« Nahrungsmitteln unterscheidet, kann leicht zum Gesundheitsfanatiker werden und verliert dann jede Freude am Genießen. Mit jeder neuen Ernährungsstudie wächst zudem die Verunsicherung.

Durch die Minus-1-Diät lernen Sie, wie Sie Ihren inneren Kompass benutzen können. Nur durch eine Veränderung der Perspektive können Sie auf Dauer Ballast und Körpergewicht loswerden. Indem Sie damit beginnen, sich mehr und mehr auf Ihre Intuition zu verlassen, werden Sie herausfinden, wie Ihre optimale Ernährung aussieht – und da jeder Mensch anders ist, muss hier auch jeder seinen eigenen Weg finden. Ebenso wie das Fasten setzt auch die Minus-1-Diät dabei auf Verzicht; allerdings werden bei der Minus-1-Diät immer nur einzelne Nahrungsmittel gestrichen – die Betonung liegt also auf Cancelling und Achtsamkeit. Auf lange Sicht zeigt Achtsamkeit nicht nur auf der Waage die deutlicheren Erfolge – sie ist auch der einzige Weg, um sein Gespür zu entwickeln und die Kontrolle über die eigenen Entscheidungen wiederzugewinnen.

Kapitel 4

C.U.T. –
die Methode und
die Spielregeln

D ie Minus-1-Methode ist sehr einfach. Eigentlich gibt es nicht viel, was Sie dabei falsch machen könnten. Und wenn Sie die folgenden Punkte und die Anregungen in Ihrem Minus-1-Tagebuch (siehe S. 73ff.) beachten, gibt es sogar gar nichts mehr, was Sie noch falsch machen können. Die einzige Spielregel, die wirklich wichtig ist, lautet:

»Verzichten Sie jeweils eine Woche lang auf jeweils ein bestimmtes Genuss- oder Nahrungsmittel wie beispielsweise Zucker, Fleisch oder Alkohol.«

Zugegeben: Das reicht noch nicht ganz. Schließlich ist die Minus-1-Diät ja eine Achtsamkeitsdiät. Ohne Achtsamkeit ergibt das Ganze also wenig Sinn. Aus diesem Grund sind es genau genommen drei Regeln, auf die es ankommt.

Obwohl die Minus-1-Diät eine Methode ist, die sich mit sehr vielen Substanzen anwenden lässt, empfehlen wir Ihnen, sie vorerst nur mit den acht verschiedenen Nahrungs- bzw. Genussmitteln

Drei einfache Regeln auf einen Blick

Die drei Regeln der Minus-1-Diät können Sie sich sehr leicht merken, wenn Sie das englische Wort »cut« als Eselsbrücke verwenden. »Cut« bedeutet Schnitt oder Einschnitt, im weiteren Sinne aber auch Unterbrechung, Pause oder Zäsur. Und genau darin liegt ja das Ziel der Minus-1-Diät: Ihre übliche Ernährungsweise für eine Zeit lang zu unterbrechen und eine Zäsur zu machen. C.U.T. steht für:

1. Canceln Sie ein bestimmtes Nahrungs- oder Genussmittel – jedoch nur für eine Woche, denn das genügt, um die Erfahrungen zu sammeln, die Sie im Moment brauchen.

2. Untersuchen Sie während dieser Woche, was sich verändert. Beobachten Sie sich sehr genau und tragen Sie alle Ihre Erfahrungen in Ihr Minus-1-Tagebuch ein.

3. Treffen Sie anschließend eine Entscheidung, bevor Sie dann mit der nächsten Minus-1-Woche beginnen.

umzusetzen, die Sie in der Aufzählung auf Seite 66 finden. Erfahrungsgemäß prägen diese acht Lebensmittel unsere unbewussten Ernährungsmuster besonders stark. Mit anderen Worten: Wenn Sie beispielsweise eine Woche lang auf Zucker oder Alkohol verzichten, werden Sie sehr viel deutlichere Veränderungen spüren, als wenn Sie eine Woche lang keinen Kohlrabi essen.

Wenn Sie alle acht Minus-1-Wochen aneinanderreihen, ergibt das einen Zyklus von acht Wochen. Gerade anfangs sollten Sie sich diese Zeit auch tatsächlich nehmen, um automatische Essgewohnheiten zu durchbrechen und sich von altem Ballast zu befreien.

Sobald Sie den achtwöchigen Zyklus beendet haben, gibt es verschiedene Möglichkeiten, mit der Minus-1-Diät fortzufahren. Empfehlenswert ist es, den Zyklus zwei- bis dreimal im Jahr durchzuführen. Aber natürlich müssen es nicht immer gleich acht Wochen sein: Auch zwischendurch können Sie beispielsweise immer wieder mal eine zuckerfreie, eine vegetarische oder eine alkoholfreie Woche einlegen und Ihre Beobachtungen dabei vertiefen.

Was bedeutet »canceln«?

Der erste Schritt der Minus-1-Diät besteht darin, ein ausgewähltes Nahrungsmittel wegzulassen, sprich: es zu »canceln«. Das englische Verb »to cancel« wird meist im Sinne von annullieren gebraucht. Eine Reise oder ein Treffen zu canceln bedeutet, die Sache abzublasen. Im Zusammenhang mit der Minus-1-Diät bezieht sich Cancelling darauf, Zucker, Fleisch, Alkohol oder andere Substanzen kurzfristig völlig von der Speisekarte zu streichen. Das Wort taucht übrigens auch im Begriff »Dinner Cancelling« auf, einer Diätmethode, bei der das Abendessen gestrichen wird.

Der kurzzeitige Verzicht auf eine einzelne Substanz hat jedoch nichts mit Hungern und noch nicht einmal viel mit Fasten zu tun. Die Nahrungs- und Genussmittel, die während der Minus-1-Diät gecancelt werden, wurden deshalb ausgewählt, da sie häufig etwas mit unbewusstem Essverhalten oder Übergewicht zu tun haben. Doch wie gesagt: Ob Zucker, Fleisch, Kaffee oder Alkohol – kein Nahrungsmittel ist per se »gut« oder »schlecht«. Dennoch machen Lebensmittel immer auch etwas mit uns – und es lohnt sich herauszufinden, was das denn eigentlich ist.

Vielleicht werden Sie herausfinden, dass Sie einige Dinge vor allem deshalb im Kühlschrank haben, weil Sie sich einfach nur an sie gewöhnt haben. Oder weil sie Ihnen angenehme Gefühle versprechen. Vielleicht erkennen Sie in der einen oder anderen Substanz jedoch

Was wird gecancelt?

Die Substanzen, die während der Minus-1-Diät jeweils für eine Woche gecancelt werden, sind die folgenden:

1. Zucker	2. Fast Food	3. Kaffee
4. Milchprodukte	5. Weißmehl	6. Alkohol
7. Fleisch	8. Zusatzstoffe	

auch Suchtpotenzial. Und ganz sicher werden Sie irgendwann herausbekommen, dass Ihre Gewichtsprobleme mit dem Konsum bestimmter Nahrungsmittel zusammenhängen.

Wir empfehlen Ihnen, die angegebene Reihenfolge fürs Erste einzuhalten. Mit Zucker zu beginnen ist sinnvoll, da Sie hierbei besonders klare Signale empfangen werden, und zwar auch dann, wenn Ihre Achtsamkeit noch nicht so gut entwickelt ist. Mit Zusatzstoffen aufzuhören ist hingegen umgekehrt günstig, da Sie hier schon sehr genau beobachten müssen, wie sich eine Ernährung ohne künstliche Aromen, Geschmacksverstärker, Farb- oder Konservierungsstoffe auf Körper und Seele auswirkt.

Während der Verzicht auf Fast Food (zweite Woche), Milchprodukte (vierte Woche) und Fleisch (siebte Woche) sich vermutlich eher auf Ihr Gewicht auswirken wird, ist das Weglassen von Kaffee (dritte Woche) und Alkohol (sechste Woche) besonders interessant, wenn es darum geht, Genussmuster zu erkennen.

Konsequent bleiben

Ganz gleich, welche Substanz Sie streichen: Machen Sie in dieser Woche keine Ausnahme! Bleiben Sie konsequent. Canceln Sie das

Nahrungsmittel nicht zu 99, sondern zu 100 Prozent. Machen Sie sich bewusst, dass der kurzzeitige Verzicht nur scheinbar eine Beschränkung bedeutet, Ihnen letztlich jedoch mehr Kraft und Freiheit schenken wird.

Bei der Minus-1-Diät müssen Sie weder komplizierte Berechnungen anstellen noch besondere Dinge einkaufen oder die Aufnahme von Fett, Kohlenhydraten oder Kalorien reduzieren – Sie müssen wirklich nur eine einzige Substanz weglassen, und das auch nur eine Woche lang. Das schaffen Sie locker! Und wenn nicht, ist auch das eine wertvolle Information und kein Bein-, geschweige denn Halsbruch. Dann gehen Sie einfach zur nächsten Minus-1-Woche über und kommen später zu Ihrer »Problemsubstanz« zurück.

Die Erfahrung zeigt aber, dass es richtig Spaß machen kann, eine Woche lang auf Kaffee, Milchprodukte oder andere Nahrungsmittel zu verzichten. Es macht Spaß, diese Herausforderung in einer Welt der Übersättigung anzunehmen, und es ist befriedigend, die nötige Disziplin aufzubringen. Sogar so befriedigend, dass manche Menschen sich geradezu einen Sport daraus machen, kein Krümelchen Zucker mehr zu essen – oft nicht nur während der Minus-1-Woche, sondern auch noch lange danach.

Mit der Minus-1-Diät ist es ähnlich wie mit dem sogenannten Runner's High: Die Sache wird umso interessanter, je länger man dabei bleibt, und schließlich können dabei sogar richtige Hochgefühle auftreten – wie ja übrigens auch beim Fasten. Und dann gibt es noch zwei gute Nachrichten:

- Mit jedem Tag des Verzichts wird es einfacher, die »verbotene« Substanz wegzulassen. Meist bereiten nur die ersten beiden Tage Probleme.

- Mit jedem Tag innerhalb einer Minus-1-Woche und mit jeder Woche innerhalb des achtwöchigen Zyklus wächst Ihre Willenskraft

Schritt für Schritt. Was anfangs noch wie eine echte Herausforderung aussehen mag, wird Ihnen schon nach kurzer Zeit wie ein Klacks vorkommen. Durch die Minus-1-Diät entwickeln Sie nicht nur Ihre Achtsamkeit, sondern auch Ihre Selbstdisziplin – und das wird sich auch jenseits von Speis und Trank sehr befreiend auf Ihr Leben auswirken.

Apropos Konsequenz. Vergessen Sie nicht: Niemand zwingt Sie, die Minus-1-Diät auszuprobieren. Wenn Sie es tun, dann nur deswegen, weil Sie neugierig geworden sind. Oder weil Sie tief in Ihrem Inneren spüren, dass Sie das jetzt brauchen. Es ist Ihre Entscheidung, das Achtsamkeitsprinzip anzuwenden, und ebenso Ihre Entscheidung, die Sache durchzuziehen. Falls Sie also wirklich einmal Lust auf ausgerechnet jene Substanz bekommen, die Sie diese Woche nicht essen dürfen oder wollen, dann lenken Sie sich schnell ab: Machen Sie einen Spaziergang, essen Sie etwas anderes oder nehmen Sie Ihr Minus-1-Tagebuch und eine Stoppuhr zur Hand und schreiben Sie unter »Beobachtungen und Bemerkungen«:

»Am Sonntag um 14.30 Uhr hatte ich eine nahezu unbändige Lust auf Currywurst. Ich konnte an nichts anderes denken. Diese Lust hielt fast drei Minuten lang an.«

Was heißt »untersuchen«?

Wenn ein Europäer oder Amerikaner, sofern er nicht gerade Psychiater ist, davon spricht, etwas zu untersuchen, ist damit meist ein äußerer Vorgang gemeint. Der Arzt untersucht das auffällige Muttermal seines Patienten, der KFZ-Meister die Auspuffanlage, und die Börsenanalysten stellen umfangreiche Untersuchungen an, um herauszufinden, wo der Hase im Pfeffer liegt, wenn die Aktienkurse mal wieder in den Keller krachen.

Wenn wir jedoch innerhalb der Minus-1-Diät von »untersuchen« sprechen, ist das eher fernöstlich gemeint: Wir untersuchen dabei kein Objekt, sondern uns selbst. Wir nehmen unsere eigenen Gefühle unter die Lupe und beobachten unsere Reaktionen. Während der jeweiligen Minus-1-Phasen verzichten Sie auf Substanzen, die Sie vielleicht schon ein Leben lang zu sich genommen haben – beispielsweise Zucker oder Fleisch. Und dieses Weglassen wird etwas bei Ihnen verändern. Vielleicht wird das ganz offensichtlich, vielleicht aber auch sehr subtil sein. Was immer es aber ist – untersuchen Sie es. Beobachten Sie, was sich verändert. Es ist ziemlich spannend, etwas über sich selbst herauszufinden. Es gibt so viele Bereiche, in denen sich etwas verändern kann, wenn Sie auch nur ein winziges Detail in Ihren Essgewohnheiten abwandeln. Vielleicht verzichten Sie auf Kaffee und merken plötzlich, dass Sie sich nicht mehr gut konzentrieren können. Oder dass Sie viel besser schlafen, weniger streiten und Ihr Körpergeruch sich verändert. Vielleicht verlieren Sie relativ viel Gewicht, während Sie eine Woche lang keine Milchprodukte oder keinen Alkohol mehr zu sich nehmen. Vielleicht sind die Veränderungen aber auch minimal.

Nur zuschauen, nicht werten

Sich selbst zu beobachten und sich selbst zu verurteilen sind zwei Paar Stiefel, die nicht an die gleichen Füße passen. Das eine hat nichts mit dem anderen zu tun. Gerade bei der Schulung der Achtsamkeit ist es wichtig, sich klarzumachen, dass Beobachten nichts mit Bewerten zu tun hat. Es geht nicht um das Ergebnis, sondern um den Prozess. Wenn während der Minus-1-Woche also plötzlich ein ungeahnter Heißhunger auftritt oder Sie die Woche ganz abbrechen müssen, sollten Sie auch das einfach nur beobachten. Und zwar mit kühlem Kopf. Schuldgefühle oder Selbstvorwürfe führen nur dazu, dass Sie sich anschließend erst recht auf die Schokoladentorte stürzen werden.

■ »Aha – da sieh an, so fühlt es sich also an, verfressen zu sein.« – das ist Achtsamkeit.

■ »So ein Mist – jetzt habe ich schon wieder viel zu viel gegessen, ich bin einfach so schwach. Ich tauge nichts …« – das ist Bewertung und zudem natürlich Unsinn.

Leider sind Muster manchmal sehr stark. Und unsere Muster führen nicht nur dazu, dass wir immer wieder einmal über die Stränge schlagen, sondern auch dazu, dass wir uns dann auch noch gewaltig über uns selbst ärgern. Daher ist es wichtig, nicht nur unsere Essmuster zu durchbrechen, sondern auch unsere emotionalen Reaktionsmuster aufzulösen. Und die einfachste Möglichkeit dazu besteht darin, sich ausschließlich auf das Zuschauen zu konzentrieren. Während der Minus-1-Diät sollten Sie zum Zeugen werden, nicht zum Richter.

Wie trifft man die richtige Entscheidung?

Entscheidungen werden unterschätzt. Die Kraft einer einzelnen Entscheidung kann Ihr ganzes Leben verändern. Rechts oder links? Welchen Weg werden Sie einschlagen? Je nachdem, wie Sie sich entscheiden, werden Sie vielleicht mitten im Gewerbegebiet oder auf der Blumenwiese landen.

Nachdem Sie während der Minus-1-Woche gezielt auf ein bestimmtes Nahrungsmittel verzichtet und genau beobachtet haben, welche Auswirkungen das auf Ihr Wohlbefinden hat, besteht der letzte Schritt der C.U.T.-Methode darin, eine Entscheidung zu treffen. Und das wird Ihnen vermutlich leichtfallen, da Ihre Entscheidung die natürliche Folge Ihrer Erfahrung sein sollte. Wenn es sich wunderbar für Sie anfühlt, sich fleischlos zu ernähren, werden Sie ganz von selbst auf die Idee kommen, in Zukunft gar kein Fleisch mehr zu essen oder es zumindest beim Sonntagsbraten zu belassen. Umgekehrt werden Sie sich wohl dafür entscheiden, sich regelmäßig ein Steak zu gönnen, wenn Sie die Erfahrung gemacht haben, dass der Spruch »Fleisch ist ein Stück Lebenskraft« für Sie voll und ganz zutrifft.

Entscheidungen werden zu Gewohnheiten. Falls Sie Übergewicht haben, ist auch das die Folge Ihrer Entscheidungen – beispielsweise der Entscheidung, die Pizza und nicht den Salat zu bestellen. Und je öfter Sie sich so entscheiden, desto stärker wird die Gewohnheit. Zum Glück funktioniert das auch, wenn es darum geht, gute Gewohnheiten zu schaffen: Anfangs ist es vielleicht schwer, sich dafür zu entscheiden, den Fernseher abends nicht einzuschalten, die Chipstüte im Schrank stehen zu lassen und einen kleinen Spaziergang zu machen – aber mit der Zeit verwandelt sich Ihre Entscheidung in eine Gewohnheit. Dann wird alles ganz leicht.

Kleine Entscheidungshilfen

An dieser Stelle möchten wir Ihnen ein paar Motivationstricks verraten: Wenn Sie eine Entscheidung treffen, dann tun Sie das kraftvoll. Sagen Sie nicht: »Ich sollte vielleicht mal ein wenig abnehmen« oder: »Ich könnte eigentlich ein bisschen weniger Alkohol trinken, wenn ich es schaffe, daran zu denken«. Eine echte Entscheidung sollte die Alternative des Aufgebens vollkommen ausschließen. Sie darf nicht zögerlich klingen. Eher ein bisschen rabiat. Etwa so: »Das wird jetzt so gemacht – und basta!«

Außerdem müssen Sie sehr klar formulieren, was Sie ändern wollen. Ihr Ziel darf nicht verwaschen sein. Wenn Sie beispielsweise bemerken, dass Ihnen die zuckerlose Woche außerordentlich gut bekommen ist, entscheiden Sie sich vielleicht dafür, Ihren Zuckerkonsum künftig zu reduzieren. Bedenken Sie bei Ihrer Entscheidung jedoch immer drei Punkte:

1. Was will ich verändern?

Beispielsweise: »Ich will deutlich weniger Zucker essen.«

2. Wie sieht mein Ziel konkret aus?

Beispielsweise: »Ich trinke Kaffee und Tee ab jetzt mal einen Monat lang ungesüßt und verzichte in dieser Zeit zudem auf alle Süßigkeiten, süße Brotaufstriche, Kuchen und dergleichen mehr. Eine Ausnahme mache ich nur, wenn ich eingeladen bin. Ich möchte in dieser Zeit zwei Kilogramm abnehmen.«

3. Sind Zeitrahmen und Ausmaß meines Ziels wirklich realistisch?

Nehmen Sie sich lieber nicht zu viel vor. »Ich werde noch eine weitere Woche auf Zucker verzichten« ist beispielsweise sehr viel realistischer als »Ich werde nie, nie wieder etwas Süßes essen. Großes Indianer-Ehrenwort!«

Treffen Sie kluge Entscheidungen – beispielsweise können Sie auf Limonaden, Kuchen, Torten, Kekse und Bonbons verzichten, sich aber zweimal die Woche durchaus ein Stückchen Schokolade gönnen, sonst wird der Genießer tief in Ihrem Inneren vielleicht rebellieren. Und wenn Sie nicht aufpassen, hat der sich zum Dessert die Mousse au Chocolat schon bestellt, bevor Sie das überhaupt bemerkt haben. Eine Entscheidung zu treffen heißt, einen Schlussstrich zu ziehen und einen neuen Weg zu beschreiten. Sie müssen aber kei-

nen Schlussstrich unter alles ziehen und Sie müssen auch nicht ausgerechnet den steilsten Weg zum Gipfel wählen. Machen Sie einfach
nur einen Anfang. Entscheiden Sie. Handeln Sie dann entsprechend.
Beobachten Sie dabei, ob die Richtung stimmt, und ändern Sie Ihre
Entscheidung gegebenenfalls. Auf diese Weise bleiben Sie flexibel
und kommen letztlich am schnellsten ans Ziel.

Das Minus-1-Tagebuch

Die drei Regeln der Minus-1-Diät – canceln, untersuchen und entscheiden – hören sich sehr einfach an und sie sind es im Grunde
auch. Doch es gibt ein Problem: Unser Geist ist normalerweise nicht
daran gewöhnt, achtsam zu sein. Wir verbringen einfach nicht sehr
viel Zeit damit, in uns hineinzuspüren, da unsere Aufmerksamkeit
meist von äußeren Dingen absorbiert wird.
Bei der Durchführung der Minus-1-Diät raten wir Ihnen deshalb, zu
einem kleinen Trick zu greifen: Führen Sie ein Minus-1-Tagebuch.
Sie finden entsprechende Vordrucke in den jeweiligen Kapiteln zu
Zucker, Fleisch, Kaffee usw. Es handelt sich um einfache Formblät-
ter, die Sie sich beliebig oft kopieren oder im Internet unter www.
suedwest-verlag.de/minus-1-diaet herunterladen können. Es genügt
nicht, dass sich etwas in Ihnen verwandelt, wenn Sie auf bestimmte
Substanzen verzichten – Sie sollten das auch bewusst wahrnehmen.
Die Minus-1-Diät kann – und soll ruhig auch – zu einer meditativen
Zeit für Sie werden. Es geht nicht einfach nur darum, eine Woche
lang auf irgendetwas zu verzichten, sondern auch darum, während-
dessen etwas zu gewinnen: mehr Zeit für sich selbst. Mehr Zeit, in-
nezuhalten, zu beobachten und zu entspannen. Das Minus-1-Tage-
buch hilft Ihnen dabei. Es lenkt Ihr Bewusstsein auf die Aspekte, die
dabei wichtig sind.

Die Gebrauchsanleitung

Blättern Sie doch einmal zu Seite 104 und werfen Sie einen Blick auf den Vordruck des Minus-1-Tagebuchs. Sie werden sehen, dass sich das meiste hier ganz von selbst erklärt.

Der erste Schritt besteht darin, eine Art Selbstverpflichtungserklärung zu formulieren. Wählen Sie den genauen Zeitraum (»In der Woche vom ... bis ...«) und die Substanz, auf die Sie verzichten werden (»... werde ich auf XY verzichten«). In den Kapiteln zu den einzelnen Nahrungsmitteln, die gecancelt werden sollten, finden Sie genaue Ausführungen und Listen – im Tagebuch steht nur eine kurze Zusammenfassung, die Sie daran erinnern soll, welche Nahrungsmittel Sie in dieser Woche meiden sollten.

Tragen Sie als Nächstes Ihr derzeitiges Körpergewicht (morgens, unbekleidet und nüchtern) in die entsprechenden Zeilen ein. Wiederholen Sie das am Ende Ihrer Minus-1-Woche.

Anschließend finden Sie die Tabelle »Welche Veränderungen fallen mir auf«. Für jeden Tag der Woche können Sie hier eintragen, was Sie an sich beobachten. Beispielsweise sollten Sie sich fragen, ob Sie sich körperlich fitter, beweglicher und gesünder fühlen, ob Sie mehr Energie haben oder sich gelassener und entspannter fühlen. Und natürlich sollten Sie auch vermerken, wenn das nicht der Fall ist oder es Ihnen im Gegenteil sogar schlechter geht. Es geht schließlich nicht darum, möglichst viele positive Veränderungen zu sammeln, sondern nur darum herauszufinden, wie es Ihnen bekommt, wenn Sie beispielsweise Zucker, Kaffee oder Fast Food aus Ihrer Ernährung verbannen.

Einige weitere Punkte im Tagebuch helfen Ihnen, Ihre Erfahrungen noch konkreter zu benennen. Beispielsweise können Sie notieren, in welchen Augenblicken Ihnen das Verzichten besonders schwergefallen ist (»Welche Verführungen waren in dieser Woche am größten?«). Vielleicht war das ja, als Sie am Geburtstag Ihrer Tochter auf den Kuchen verzichtet haben oder auf dem Weg von der Arbeit an der neuen Vinothek vorbeigekommen sind.

Ebenso sollten Sie aber auch alle Erfahrungen festhalten, die sehr angenehm für Sie waren (»Welche Erfahrungen waren besonders positiv?«). Vielleicht haben Sie sich großartig gefühlt, dass Sie in der Mittagspause auf der Parkbank sitzen und sich entspannen konnten, während all Ihre Kollegen ihren Coffee-to-go holen mussten, um sich ihren Koffein-Kick zu verpassen.

Ferner können Sie alle »Bemerkungen und Beobachtungen« notieren, die Ihnen rund um die Minus-1-Woche auffallen. Möglicherweise können Sie ja bestimmte Muster bei sich aufdecken – Sie erkennen bestimmte Situationen oder Stimmungen, in denen Sie immer wieder Lust auf Alkohol, Fast Food oder Süßes bekommen.

In dieser Sparte können Sie aber auch festhalten, dass Sie Kopfschmerzen oder im Gegenteil keine Kopfschmerzen mehr haben, dass Sie besser oder schlechter schlafen, intensiver träumen, schneller als sonst Probleme lösen können oder dass vielleicht sogar neue Ideen und Pläne auftauchen.

Zuletzt sollten Sie noch die »Bilanz am Ende der Woche« ziehen und für sich zusammenfassen, wie es Ihnen in der Minus-1-Woche ergangen ist. Und last but not least sollten Sie auch die Entscheidung, die sich aus Ihren Erfahrungen ergibt, auf den Punkt bringen.

Es versteht sich, dass auf den Formblättern wahrscheinlich gar nicht genug Platz ist, um alle Ihre Erfahrungen aufzuschreiben. Heften Sie dann einfach ein oder zwei Seiten an. Und heben Sie Ihre Notizen nach Möglichkeit eine Weile auf: Im Laufe der Zeit wird Ihre Achtsamkeit immer feiner werden, und es ist interessant, sich seine alten Aufzeichnungen später noch einmal anzusehen.

Verfeinern Sie Ihre Achtsamkeit

Dreh- und Angelpunkt der Minus-1-Diät ist die Achtsamkeit. Wenn Ihre Achtsamkeit gut entwickelt ist, können Sie die Signale, die Körper und Seele Ihnen senden, optimal empfangen. Sie spüren dann sehr schnell, was Ihnen gut- oder nicht guttut, und können schon auf kleinste Reize reagieren – Sie müssen also nicht erst warten, bis Sie 30 Kilo Übergewicht oder Herzprobleme haben, um zu bemerken, dass etwas nicht stimmt.

Leider ist es gar nicht so einfach, ständig oder auch nur regelmäßig achtsam zu sein. Überall lauern Fallen. Sicher kennen Sie das auch: Sie sind auf einer Hochzeit eingeladen – es ist ein sonniger Nachmittag, das Büfett ist verlockend, die Gespräche sind anregend und ausgelassen, und der Wein passt ausgezeichnet zu den Kalbsmedaillons. Nach Ihrem dritten Gang zum Desserttisch merken Sie, dass Sie mal wieder alle Hemmungen fallen gelassen und so richtig auf die Pauke gehauen haben. Sie spüren, wie Ihr Bauch spannt. Aber natürlich ist es jetzt zu spät. Sie haben sich mal wieder von Ihrem Appetit verführen lassen und sämtliche Sättigungssignale überhört.

Denken Sie sich nichts dabei: So etwas passiert dauernd. Eigentlich ist es sogar ganz normal – nur leider nicht gesund, ja noch nicht einmal richtig befriedigend, denn so lecker das Menü auch gewesen sein mag, das Gefühl danach ist es jedenfalls nicht mehr.

Achtsamkeit ist eine Kunst. Wenn wir wirklich achtsam essen, spüren wir genau, wann wir satt sind. Aber wir spüren noch viel mehr – beispielsweise dass das eine Glas Wein genau richtig ist, während zwei Gläser schon zu viel wären. Oder dass unsere Stimmung sich verändert, während wir einen Braten oder die Crème Caramel verspeisen. Und wir bemerken auch, dass der Grat zwischen Wohlbehagen und Übersättigung ziemlich schmal ist.

Durch die Minus-1-Diät trainieren Sie Ihre Achtsamkeit. Wenn Sie mit dem Tagebuch arbeiten, werden Sie sich Fragen stellen, die Sie sich normalerweise wahrscheinlich nie stellen würden. Hand aufs Herz: Haben Sie sich jemals gefragt, wie es sich auf Ihre Gefühle auswirkt, wenn Sie eine Woche keinen Kaffee trinken? Sehen Sie ... Sie beginnen, Dinge zu beobachten, auf die Sie vielleicht noch nie geachtet haben. Um Ihre Denkmuster, Ihre Gelüste, Ihre Ersatz-befriedigungsstrategien, Ihre Gemütszustände und die vielfältigen Wirkungen zu erforschen, die durch das Canceln bestimmter Sub-stanzen auftreten, dürfen Sie nicht an der Oberfläche bleiben. Sie müssen »tief schauen« – wie es im Zen heißt.

Achtsamkeit hat viel mit Meditation zu tun. Und ein paar Meditati-onstipps helfen durchaus auch bei der Umsetzung der Minus-1-Diät. Nehmen Sie sich beispielsweise täglich mindestens 15 Minuten Zeit, um zur Ruhe zu kommen, Ihren Atem zu spüren und sich die Fragen aus dem Tagebuch zu stellen. Ein günstiger Moment ist der späte Abend, kurz bevor Sie schlafen gehen.

Darüber hinaus sollten Sie aber auch während des Tages kurze »Stopp-Phasen« einlegen. Das geht jederzeit und überall. Etwa im-mer dann, wenn Sie sich zum Essen hinsetzen. Aber auch im Auto, im Büro, in der Warteschlange oder unter der Dusche.

Halten Sie das Karussell Ihrer Alltagsgedanken dann für einige Se-kunden an und fragen Sie sich, wie Sie sich fühlen. Wie geht es Ihnen in dieser Woche, in der Sie auf das Nahrungsmittel XY verzichten? Um Ihre Achtsamkeit zu verfeinern, sollten Sie diese dabei auf drei verschiedene Bereiche lenken – auf den Körper, auf die Gefühle und auf die Gedanken:

Die Achtsamkeit auf den Körper richten Prüfen Sie, wie es Ihrem Körper in diesem Moment Ihrer Minus-1-Woche geht. Wie fühlen sich die Muskeln an? Sind sie weich und entspannt oder eher hart?

Fällt es Ihnen leicht, sich zu bewegen, und sind Ihre Bewegungen geschmeidig und fließend? Haben Sie Beschwerden oder Schmerzen? Wie atmen Sie – kurz und schnell oder tief und gleichmäßig? Atmen Sie durch den Mund oder durch die Nase? Und was macht Ihre Körperhaltung?

Die Achtsamkeit auf die Gefühle richten Wenn Sie auch nur eine Woche auf ein Lebensmittel verzichten, das sonst zu Ihrem Alltag gehört hat, werden sich auch Ihre Gefühle verändern. Vielleicht fühlen Sie sich zwischenzeitlich frustriert und Sie verspüren eine starke Gier nach der gecancelten Substanz. Interessant ist aber, dass Gefühle sehr schnell wechseln und anfängliche Unzufriedenheit oder Unlust oft in Gelassenheit, Zufriedenheit, Freude oder auch Glücks- und Rauschgefühle übergeht. Es müssen und werden aber nicht immer sensationelle Gefühle sein, die Sie bei sich beobachten – vielleicht fühlen Sie nur eine leichte Anspannung oder umgekehrt auch ein subtiles Wohlgefühl. Was immer es ist: Lassen Sie das Gefühl nicht entwischen – werden Sie sich Ihrer Gefühlsregungen bewusst.

Die Achtsamkeit auf die Gedanken richten Was denken Sie im Augenblick? Laufen Ihre Gedanken im Kreis herum, oder können Sie sich gut konzentrieren? Erwischen Sie sich bei selbstkritischen oder negativen Denkmustern? Herrschen eher pessimistische oder optimistische Gedanken vor? Sind Ihre Gedanken planlos und chaotisch – oder fällt es Ihnen im Gegenteil leicht, die Dinge klar zu sehen und Ihre Ziele zu verfolgen? Tauchen vielleicht sogar neue Ideen auf?

Weitere Praxistipps

Bevor Sie mit der Minus-1-Diät loslegen, sollten Sie sich vielleicht noch etwas Zeit nehmen, die folgenden kurzen Abschnitte zu lesen. Erfahrungsgemäß können Sie viele Problemchen und Probleme vermeiden, wenn Sie ein paar Kleinigkeiten beachten, die es Ihnen erleichtern, Ihr Vorhaben in die Tat umzusetzen.

Machen Sie alle Hintertürchen zu

Sie haben sich vorgenommen, eine Woche lang auf Zucker zu verzichten? Super! Sie haben noch jede Menge Tafeln Schokolade in der Schublade und Kekse auf dem Küchenschrank? Schlecht!
Je nachdem, wie Ihre Minus-1-Woche aussieht, sollten Sie Ihre Küche entsprechend entrümpeln. Im Fall von Zucker heißt das: Verschenken Sie alle Schokoladenreste, kaufen Sie keine Schokoriegel mehr auf Vorrat, werfen Sie die Marmelade und die Vanilledesserts konsequent aus dem Kühlschrank und vergessen Sie nicht die Bonbons in der Schale auf dem Wohnzimmertisch. Verschenken Sie alles, was süß ist, oder packen Sie alle süßen Vorräte in eine Kiste und stellen Sie sie weit weg.
Das Problem mit den Hintertürchen ist, dass man doch irgendwann hindurchgeht, wenn sie nicht sehr gut abgesperrt sind. Natürlich leben Sie nicht in der Wüste. Sie können in den nächsten Supermarkt gehen und sich eine Schachtel Pralinen kaufen. Allerdings ist das deutlich aufwendiger, als wenn Sie nur in Ihre Schublade greifen müssten. Allein schon bis Sie sich die Schuhe angezogen haben, können Sie es sich mindestens fünfmal wieder anders überlegen. Folgen Sie also dem simplen Motto: »Aus den Augen, aus dem Sinn«.

Rechnen Sie mit Gegenwind

Wer sich auf den Ozean neuer Erfahrungen begibt, muss auch mit Gegenwind rechnen. Solange Sie alles so machen wie bisher, wird niemand sich darüber aufregen, und Sie haben Ihre Ruhe. Doch wehe, wenn Sie anderen davon erzählen, dass Sie sich nach einem neuen Partner umschauen, angefangen haben, Judo zu lernen, oder gar eine neue Ernährungsweise ausprobieren – sofort wird die Zahl der Zuschauer aus Ihrem Freundes- und Bekanntenkreis gewaltig steigen. Und natürlich gibt es genug Leute, die lieber alles beim Alten belassen würden und die Sie kritisieren werden. Dass Sie etwas verändern, heißt nämlich indirekt, dass Ihre Freunde es auch tun könnten – und das wollen sie (wahrscheinlich) nicht.

Auch wenn Sie gut beraten sind, auf Missionieren zu verzichten – unterschwellig fühlen sich die anderen durch Ihre neue Verhaltensweise doch bedroht. Ausgenommen natürlich die Coolen, die es einfach nur toll finden, dass Sie etwas Neues ausprobieren und gar nicht daran denken, es Ihnen gleichzutun. Und auch jene Freunde, die sich durch Sie inspiriert fühlen, es auch einmal mit der Minus-1-Diät zu probieren, sind natürlich kein Problem. Doch keine Angst – es bleiben noch genug andere übrig, die für Gegenwind sorgen.

Damit nicht genug: Sie müssen sich auch auf Gegenwind von innen gefasst machen. Eine innere Stimme wird Sie daran hindern wollen, bei Ihrer Entscheidung zu bleiben. »Ach, dieses eine Plätzchen macht doch nichts!«, wird sie sagen. Oder: »Was soll denn das bringen – nur auf Alkohol verzichten? Das ist doch Quatsch! Wenn überhaupt, dann solltest du gleich richtig fasten – diese Minus-1-Geschichte bringt doch nichts.«

Und wer weiß – vielleicht hat Ihre innere Stimme ja sogar recht. Aber das werden Sie erst wissen, wenn Sie die Sache wirklich durchziehen. Und wissen Sie was? Höchstwahrscheinlich werden Sie dabei feststellen, dass Ihre innere Stimme mal wieder keine Ahnung hatte. Wenn Sie genauer hingehört hätten, dann hätten Sie ohnehin das Winseln erkannt, denn die Stimme, die es Ihnen vermiesen wollte, erklang direkt aus der Kehle Ihres inneren Schweinehunds.

Outen Sie sich

Natürlich können Sie die Minus-1-Diät als Ihr kleines Geheimnis hüten. Immerhin programmieren Sie Ihre Ernährungsgewohnheiten nicht für jemand anderen, sondern nur für sich selbst um. Und dafür sind Sie niemandem Rechenschaft schuldig. Allerdings kann es nicht lange dauern, bis Ihre Freunde und Bekannten stutzig werden: »Wie – du nimmst keinen Espresso nach dem Essen? Aber das tust du doch sonst immer«, »Schmeckt dir etwa mein Dessert nicht? Du hast es doch noch nicht einmal probiert«, »Ach, komm – trink doch auch ein Gläschen Wein mit, ich komme mir sonst so verlassen vor«. Die einfachste Möglichkeit, peinliche Situationen zu umgehen und Gastgeber nicht zu beleidigen: Outen Sie sich! Sagen Sie offen, dass Sie nichts gegen den Espresso, das Glas Wein oder gar den Nachtisch Ihrer Freundin haben. Sagen Sie einfach: »Tut mir leid – nächste Woche gerne wieder, aber im Moment mache ich meine zuckerlose (alkoholfreie, vegetarische, kaffeelose ...) Woche. Ich mache nämlich die Minus-1-Diät.« Das ist nicht nur eine gute Werbung für unsere Methode, sondern klärt Ihre Umgebung auch darüber auf, warum Sie sich »so merkwürdig« verhalten.

Aber Vorsicht: Lassen Sie sich nicht auf lange Diskussionen ein. Es genügt vollkommen, dass Sie die Methode für sich mal einige Wochen ausprobieren. Das ist Ihre Entscheidung, und damit basta. Sie müssen niemanden um Erlaubnis bitten, und niemand sollte Sie unter Druck setzen. Es sind Ihr Bauch, Ihre Gesundheit, Ihr Gewicht und Ihr Bewusstsein. Fangen Sie also bloß nicht an, mit Argumenten gegen Koffein zu begründen, dass Sie eine Woche keinen Kaffee trinken – wie gesagt, es gibt immer auch Argumente dagegen. Vor allem aber geht es ja gar nicht darum, irgendwelche Nahrungsmittel zu verteufeln, sondern einzig darum, Ihre Achtsamkeit zu entwickeln. »Ich probiere das jetzt einmal aus und schaue einfach, wie es mir bekommt. Ein wenig Verzicht tut mir im Moment sehr gut.« Das sollte genügen.

Suchen Sie nach Gleichgesinnten

Wissen Sie, warum man im Sportverein langfristig meist fitter wird als im Fitnessstudio? Weil man nicht allein auf seinem Laufband herumstehen muss, sondern sich gemeinsam mit anderen bewegt. Geteiltes Leid ist bekanntlich nur halbes Leid, dafür ist geteilte Freud gleich doppelte.

Die Minus-1-Diät ist eine Methode, die leicht durchzuführen ist, inmitten des Überflusses dabei hilft, die Dinge zu vereinfachen, und zudem noch die Achtsamkeit für die eigenen Bedürfnisse schult – ganz zu schweigen von den positiven Wirkungen auf das Essverhalten und das Körpergewicht. Gut möglich also, dass Ihr Partner, ein Freund oder eine Kollegin auch Lust bekommt, das einmal auszuprobieren.

Mit jeder Person, die freiwillig (!) mit ins Boot steigt, wird die Fahrt aufregender, da Sie Ihre Erfahrungen dann besser austauschen können. Und vielleicht freut sich auch der neue Passagier, wenn er durch Sie eine Methode kennenlernt, von der er sonst wohl nie gehört hätte und die ihm dazu verhilft, etwas in seinem Leben zu verändern.

So oder so – wenn Sie Ihre Ernährungsgewohnheiten umstellen, ist es immer hilfreich, wenn Sie jemanden finden, der mitmacht.

Gemeinsam hat man mehr Motivation, und es ist sehr interessant zu hören, was beim anderen passiert, wenn er beispielsweise eine Woche lang auf Milchprodukte verzichtet. Vor allem, wenn Sie gemeinsam herausfinden, dass die Wirkungen bei Ihnen und Ihrem Partner vielleicht ganz unterschiedlich sind. Oder vielleicht auch sehr ähnlich ...

Falls Sie eher zu den geselligen Menschen gehören, können Sie natürlich auch jederzeit eine »Minus-1-Gruppe« gründen. Am besten ist es dabei, wenn die Mitglieder zeitgleich auf dieselbe Substanz verzichten und sich immer am Ende der Woche treffen, um über ihre Erfahrungen und Einsichten zu sprechen. Falls Sie Kontakt zu anderen Minus-1-Freunden suchen, können Sie uns auch gern auf Facebook (Die Minus-1-Diät) besuchen.

Vom Umgang mit dem Giergespenst

Der vietnamesische Meditationsmeister Thich Nhat Hanh schreibt in seinen Büchern oft über den achtsamen Umgang mit Wut. Er erinnert daran, dass Buddha seinen Schülern dringend dazu riet, im Augenblick der Wut nichts zu sagen und nichts zu tun. Wir alle wissen, dass Worte, die wir im Streit sagen, sehr zerstörerisch sein können. Von tätlichen Angriffen als Folge des Zorns einmal ganz zu schweigen.

Ebenso wie die Wut gehört auch die Gier aus buddhistischer Sicht zu den Geistesgiften, zu den Hindernissen auf dem Weg zu Gelassenheit, Freude und Harmonie. Im Gegensatz zur Wut gehört die Gier aber zudem zu den Hindernissen auf dem Weg zum Wunschgewicht. Und Sie können darauf wetten: Wenn Sie sich vornehmen, eine Woche auf Milchprodukte zu verzichten, kommt die Gier und will ... na, was glauben Sie? Genau: Joghurt, Quark, Emmentaler,

Milch – lauter Dinge, die Sie sonst vielleicht gar nicht auf der Liste Ihrer Leibspeisen stehen haben.

Ein hungriger Geist kann ganz schön lästig werden: Ständig denkt er an etwas Essbares, überlegt, wo er es herbekommt, sehnt sich mit Vorliebe nach verbotenen Speisen, wird unzufrieden, quengelt und geht uns gehörig auf die Nerven, da er uns überreden will, genau das zu essen, was wir im Moment ganz bestimmt nicht essen wollen. Was dann auf jeden Fall nicht funktioniert, ist, die Gier zu unterdrücken oder auszublenden. »Das darf einfach nicht wahr sein, dass ich jetzt furchtbare Lust auf Joghurt habe – ausgerechnet in meiner Woche ohne Milchprodukte!« Und es ist eben doch wahr. Ihre Gier ist eine Tatsache. Zwar nur ein Mosaiksteinchen Ihres vielfältigen Wesens – aber zeitweise eben doch ein sehr dominantes. Das bedeutet allerdings nicht, dass Sie Ihrer Gier nachgeben müssten, denn für sie gilt Ähnliches wie für die Wut: Unter dem Einfluss von Gier sollten Sie lieber nicht einkaufen gehen, sonst wird der Einkaufswagen schnell zu klein. Erst recht sollten Sie natürlich nicht essen, wenn der Heißhunger mit Ihnen durchzugehen droht.

Wieder einmal liegt die Lösung in der Achtsamkeit. Die Gier achtsam wahrzunehmen und auf sie einzugehen heißt anzuerkennen, dass sie als Sehnsucht in Ihnen vorhanden ist. Und auch, dass das ganz okay ist.

Wenn es um Ihre Gier geht, können Sie sich direkt an sie wenden: »Liebes kleines Giergespenst – ich sehe, dass du da bist. Ich erkenne dich und weiß, was du dir wünschst. Es ist vollkommen okay, große Lust auf Joghurt zu haben. Aber leider kann ich dir den Gefallen jetzt im Moment nicht tun. Ganz bestimmt wirst du bald wieder kommen – du bist jederzeit willkommen.

Und wenn du noch etwas wartest – ungefähr eine Woche – kann ich dir deinen Wunsch auch wieder erfüllen.«

Gier ist nichts anderes als eine Energie in Ihnen. Achtsamkeit hilft Ihnen, diese Energie zu akzeptieren, statt sie zu bekämpfen. Und wie es so oft ist: Wenn wir aufhören zu kämpfen, lassen die Widerstände nach. Und wenn nicht, ist es auch in Ordnung: Dann sollten Sie erst recht aufhören zu kämpfen …

Und noch ein paar Gespenster

Neben der Gier oder dem Heißhunger gibt es noch ein paar andere Gespenster, die womöglich versuchen werden, Ihnen einen Strich durch Ihre Minus-1-Woche zu machen. Sie alle werden durch die Stimme Ihres inneren Schweinehunds sprechen – mal fordernd, mal verführerisch, mal ganz leise oder auch laut und unüberhörbar. Wenn Sie genauer hinsehen, werden Sie dabei nur einige wenige Widersacher erkennen:

Der Zweifel »Ob das überhaupt etwas bringt? Ob es nicht doch besser wäre, gleich eine Low-Carb-Diät zu machen?«

Die Ungeduld »Wie lange dauert das denn noch, bis ich mal ein paar Kilo verloren habe? Das geht alles viel zu langsam.«

Der Frust »Ich schaffe das nicht. Und wozu auch das Ganze – ich bin einfach nicht der Typ, der abnimmt, das hat alles keinen Sinn.«

Die Gespenster mögen verschiedene Namen haben, aber sie alle wollen nur eines: Sie von Ihrem Kurs abbringen. Und genau das sollten Sie nicht zulassen. Zwar sollten Sie sich bemühen, Ihre Gedanken klar zu identifizieren und sie auch akzeptieren. Doch bleiben Sie bei Ihrer Entscheidung. Tun ist jetzt wichtiger als Denken. Am Ende der Minus-1-Diät können Sie noch genug reflektieren, aber steigen Sie jetzt nicht aus dem fahrenden Zug aus.

Das Wichtigste auf einen Blick

C.U.T. ist die Abkürzung für die drei Schritte der Minus-1-Diät: Im ersten Schritt *canceln* (streichen) Sie für eine Woche ein bestimmtes Nahrungs- oder Genussmittel. Im zweiten Schritt *untersuchen* Sie Ihre Gefühle, Gedanken und Zustände während dieser Zeit. Abschließend *treffen Sie eine Entscheidung.* Die Substanzen, auf die Sie während der verschiedenen Minus-1-Wochen abwechselnd verzichten sollen, sind Zucker, Fast Food, Kaffee, Milchprodukte, Weißmehl, Alkohol, Fleisch und Zusatzstoffe in der Ernährung.

Es lohnt sich, bei der Minus-1-Diät konsequent zu bleiben, da das Verzichten und das Selbsterforschen umso spannender werden, je länger Sie dabei bleiben. Wichtig ist jedoch, dass Sie immer nur beobachten, was geschieht, ohne sich selbst oder bestimmte Nahrungsmittel zu bewerten oder gar zu verurteilen. Es geht um Achtsamkeit, nicht um Meinungen oder Theorien.

Es ist sehr wahrscheinlich, dass Sie Erfahrungen machen, die es nötig erscheinen lassen, alte Gewohnheiten abzulegen. Und die einzige Möglichkeit dazu besteht darin, neue Entscheidungen zu treffen. Ob Sie Ihre Entscheidung nun aufschreiben oder sie innerlich treffen – achten Sie auf die Formulierung. Überlegen Sie sich, was genau Sie verändern wollen. Konkretisieren Sie Ihr Ziel. Setzen Sie den Zeitrahmen und das gewünschte Ergebnis fest und bleiben Sie realistisch.

Sie können die Wirksamkeit der Minus-1-Diät steigern, wenn Sie Ihre Erfahrungen aufschreiben. Anregungen dazu finden Sie im Minus-1-Tagebuch (siehe S. 73ff.). Nehmen Sie sich täglich mindestens 15 Minuten Zeit, um die jeweiligen Fragen zu beantworten. Wenn möglich, sollten Sie aber auch zwischendurch immer wieder einmal Ihre Achtsamkeit trainieren.

Um Schwierigkeiten zu vermeiden, sollten Sie darauf vorbereitet sein, dass Sie Gegenwind bekommen werden, wenn Sie Ihr Leben verändern. Probleme lassen sich aber vermeiden, wenn Sie sich offen dazu bekennen, dass Sie derzeit auf bestimmte Nahrungsmittel verzichten. Suchen Sie auch nach Gleichgesinnten. Und falls Ihr Giergespenst während der Minus-1-Woche auftaucht – und das wird es –, dann verscheuchen Sie es nicht gleich. Begegnen Sie ihm mit Achtsamkeit, nehmen Sie seine Sehnsüchte wahr, aber geben Sie ihm trotzdem nicht nach – jedenfalls so lange nicht, wie Ihre Minus-1-Woche noch andauert.

Kapitel 5

Die Minus-1-Diät –
los geht's!

H aben Sie die einleitenden Kapitel alle gelesen? Sehr gut: Dann können Sie schon morgen mit der Minus-1-Diät beginnen. Wie bitte? Sie haben den theoretischen Teil einfach übersprungen? Das ist auch nicht weiter schlimm, denn die Minus-1-Methode ist so einfach, dass Sie auch erst einmal damit anfangen und später immer noch einiges dazu nachlesen können.

In den folgenden Wochen werden Sie also jeweils eine Woche lang auf ein bestimmtes Nahrungs- oder Genussmittel verzichten. Zu jedem dieser Lebensmittel finden Sie kurze Kapitel mit Informationen und Erfahrungsberichten sowie die Tagebuchseiten für die Praxis. Diese können Sie sich auch im Internet herunterladen: auf www.suedwest-verlag.de/minus-1-diaet.

In den einzelnen Kapiteln finden Sie zudem Rote Listen oder »Weglasslisten«. Wenn Sie beispielsweise eine Woche lang auf Zucker verzichten wollen, müssen Sie nämlich auch wissen, in welchen Nahrungsmitteln Zucker überall enthalten ist. Die zusätzlichen Infos rund um Zucker, Fleisch, Alkohol, Milchprodukte und dergleichen mehr richten sich an alle, die es dann gerne noch etwas genauer wissen wollen. Neben einigen Fakten finden Sie in jedem Kapitel Auflistungen verbreiteter Meinungen. Diese Meinungen sind nicht etwa unsere, sondern eine bunte Mischung aus dem, was Ernährungsberater, Frauenzeitschriften, die Nachbarin, Wissenschaftler aus aller Welt, vermeintliche Fitnessexperten oder die Großmama zu Zucker, Alkohol, Fleisch und anderen Substanzen zu sagen haben. Wir haben die Meinungen einfach nur gleichberechtigt nebeneinander gestellt und es vermieden, in die übliche Pro- und Kontra-Argumentation einzusteigen.

Sehen Sie die große Welt der Meinungen einfach als Anregung zu mehr Offenheit an. Die oft so unterschiedlichen Statements rühren daher, dass jeder von uns eben sehr unterschiedliche Erfahrungen mit speziellen Genuss- und Nahrungsmitteln macht. Bei der Minus-1-Diät geht es deshalb auch nicht darum, sich einer Meinung anzuschließen, sondern seine eigenen, individuellen Reaktionen besser kennenzulernen. Lassen Sie sich also nicht manipulieren. Vertrauen Sie darauf, dass Sie Ihre eigenen Erkenntnisse ganz von selbst gewinnen werden. Diese Erkenntnisse sind viel wertvoller als alle Ratschläge dieser Welt. Denn vergessen Sie nie: Jeder ist anders. Was für den einen Gift ist, kann für den anderen Medizin sein.

Wir haben im Folgenden auf umfangreiche Abhandlungen über Zucker, Fleisch oder Zusatzstoffe verzichtet. Wozu auch? Wenn Sie mehr wissen wollen, können Sie ja ein bisschen googeln, sich bei Wikipedia oder in entsprechenden Büchern informieren. Aber Vorsicht: Ganz gleich, ob im Internet oder auf Papier – die Wahrscheinlichkeit ist groß, dass Sie Artikel zu lesen bekommen, in denen einseitige Ansichten vertreten werden. Vielleicht ist es daher am besten, wenn Sie Ihren Kopf erst einmal in Ruhe lassen. Geben Sie Ihrem Körper stattdessen die Gelegenheit, achtsam wahrzunehmen, wie es sich anfühlt, eine Woche »ohne« zu leben – etwa ohne Zucker.

1. Woche

Eine Woche ohne Zucker

Verzichten Sie eine Woche lang auf Zucker, Süßigkeiten und alles Süße und beobachten Sie, was passiert. Eine einfache Aufgabe? Wir werden sehen ...

»Zucker macht Löcher in die Zähne, dafür aber das Leben süß« – so oder ähnlich lautet die gängige Vorstellung. Es gibt fast niemanden, der keinen Zucker mag. Vor die Wahl gestellt, entscheiden sich die meisten lieber für den Zahnarztbohrer als für ein zucker- und freudloses Dasein. Das Dolce Vita, das süße Leben, das aus Vergnügen und Müßiggang besteht, ist einfach zu verlockend. Wie Sie noch sehen werden, können auch noch so süße Vergnügungen echte Lebensfreude allerdings gar nicht ersetzen, ihr aber durchaus im Weg stehen – doch dazu später mehr. Am besten dann, wenn Sie Ihre eigenen Erfahrungen machen.

Süß ist alles, was das Herz rührt. Unsere Süße, unser Süßer, das süße Baby, das niedliche – Entschuldigung, wir meinten natürlich das süße – Kätzchen. Pralinen gelten als Zeichen der Zuneigung, ob am Geburts- oder am Valentinstag. Und wenn im Leben mal wieder alles schiefgeht, hilft bekanntlich Schokolade, der universale Seelentröster. Das funktioniert übrigens ganz gut, weil das Lust- und-Liebe-Hormon Oxytozin dafür sorgt, dass der Genuss von Süßem auch gleichzeitig Geborgenheit vermittelt. Außerdem tragen stimmungsaufhellende Substanzen wie Serotonin und Cannabinoide dazu bei, dass wir in Krisenzeiten leicht zu Schokoholics werden können, wenn wir nicht mächtig aufpassen.

Falls Sie Zucker lieben, sind Sie sicher nicht allein. Das haben die Hersteller längst gemerkt, und so fehlt es in den Supermärkten auch weder an Schokoladen-, Bonbon- und Limonadenregalen noch an Süßigkeitsfallen vor der Kasse. Da Zucker Bestandteil vieler überlebenswichtiger Nahrungsmittel ist, sind schon Babys vom süßen Reiz angetan, und sie fangen kräftig an zu saugen, wenn sie Süßes auf die Lippen kriegen.

Während Zucker in seiner natürlichen Form – etwa in Obst oder Vollkornprodukten – tatsächlich überlebenswichtig ist, sind Schokoriegel mit Karamellfüllung das sicher nicht. Und so wird Industriezucker auch meist eher den Genussmitteln als den Nahrungsmitteln zugeordnet. Wir essen Süßes nicht, weil es so einen tollen Nährwert hat, sondern weil wir uns eine anregende und wohltuende Wirkung davon erhoffen. Und für die ist gesorgt. Immerhin haben wir von Kindheit an gelernt, dass Süßigkeiten etwas besonders Wertvolles sind: Erst einmal mussten wir das Gemüse reinzwängen, bevor es zur Belohnung den leckeren Nachtisch gab.

Was heißt überhaupt Zucker?

»Zucker? Klar doch: Das ist das weiße Zeugs, das man in jedem Café im Zuckerstreuer findet und von dem immer viel zu viel in meinem Cappuccino landet.« Das stimmt zwar, aber einem Lebensmittelchemiker dürfen Sie das so nicht erzählen. Denn wenn man es etwas genauer nimmt – und das tun Chemiker ganz gerne –, ist Zucker noch viel mehr: Er hat viele Familienangehörige, die allesamt einen ähnlich hohen Nährwert haben. Wenn Sie sich zuckerfrei ernähren wollen, sollten Sie sich immer genau die Nährwertangaben auf den

Verpackungen ansehen. Hinter den folgenden Begriffen verstecken sich die häufigsten Zuckervarianten:

Saccharose ist die Bezeichnung für den klassischen Haushaltszucker. Er wird aus Zuckerrohr oder Zuckerrüben gewonnen und landet in Form von Würfel-, Kristall-, Rohr- oder Kandiszucker in Ihrer Küche. Saccharose ist ein Zweifachzucker, er besteht zu je einem Molekül aus Fruchtzucker (Fruktose) und Traubenzucker (Glukose). Haushaltszucker enthält viele Kalorien, aber weder Vitamine noch Mineralstoffe. Beim braunen Zucker sieht es nicht viel besser aus – er ist lediglich weniger gründlich gereinigt und hat einen stärkeren Eigengeschmack als sein weißer Bruder.

Glukose oder Dextrose ist Traubenzucker. Früher hat man den in Form von Täfelchen in der Sportstunde gelutscht, und noch immer hat manch ein Wanderer seinen meist aromatisierten Traubenzucker im Rucksack. Glukose wird aus Kartoffel- oder Maisstärke gewonnen. Er ist im Vergleich zum »echten« Zucker nicht sonderlich süß, enthält aber trotzdem mehr als genug Kalorien, sodass man schon ganz schön weit wandern muss, damit die Energietäfelchen nicht auf den Hüften landen.

Fruktose ist Fruchtzucker. Er kommt in Honig oder Obst natürlich vor und wird industriell aus Maisstärke gewonnen. Fruchtzucker ist besonders süß – in größeren Mengen wirkt er abführend.

Laktose ist die Bezeichnung für Milchzucker. Industriell wird er aus Molke gewonnen und wirkt ebenso wie Fruktose leicht abführend.

Zu den weiteren Verwandten der Zuckerfamilie zählen noch die Maltose (Malzzucker), die bei der Herstellung von Stärke abfällt und bei der Alkoholproduktion verwendet wird, sowie Maltodextrin (Stärkezucker), eine Zuckerart, die nicht sonderlich süß schmeckt und gerne als Füllstoff in Instant-Nahrungsmitteln genutzt wird. Zudem taucht vermutlich auch die Bezeichnung »Invertzucker« öfter einmal in Nährwerttabellen auf. Invertzucker ist eine Mischung aus Frucht- und Traubenzucker, die in Honig und vor allem in Kunsthonig und anderen Produkten der Lebensmittelindustrie vorkommt. Nicht zuletzt wäre da noch der Glukosesirup zu erwähnen. Auch er hat in Ihrer zuckerlosen Zeit nichts verloren: Glukosesirup ist ein chemisch aus verschiedenen Zuckerarten hergestelltes Süßungsmittel. Er kann sehr billig produziert werden und wird deshalb auch oft und gerne (nicht nur) in Süßigkeiten verarbeitet.

Und was ist mit Honig oder Süßstoff?

Schummeln gilt nicht. Während Ihrer zuckerlosen Woche sollten Sie nicht nur auf Haushaltszucker in jeder Form, sondern möglichst ganz auf Süßes verzichten. Der Begriff »Zucker« leitet sich aus dem Sanskritwort für süß (»sarkara«) ab – sehen Sie die Sache dementsprechend also ruhig im weiteren Sinne.

Einfach gesagt: Alles, was im Supermarkt in Gläsern und Packungen in konzentrierter Form im Regal bereit steht, um uns das Leben zu versüßen, sollten Sie in dieser Woche meiden. Dazu gehören zwar nicht der süße Apfel und auch nicht die Banane – wohl aber Traubenzucker, Honig, Ahornsirup, Dicksäfte, Agavensaft, Zuckerrübensirup und dergleichen mehr.

In Vollrohrzucker und Zuckerrübensirup sind übrigens kaum mehr Mineralstoffe enthalten als in weißem Zucker. Und was Honig betrifft – der ist zwar reich an Mineralstoffen und Enzymen, doch letztlich besteht auch er zu rund 80 Prozent aus Zucker. Außerdem ist nicht überall, wo Honig draufsteht, auch wirklich nur Honig drin. Viele Honigsorten sind mit Glukosesirup oder Zucker angereichert, und Kunsthonig hat mit natürlichem Honig gar nichts mehr zu tun – außer, dass auch er als Honig verkauft wird.

Auch wenn es sicher gute Argumente für Ahornsirup, Apfeldicksaft und andere Zuckeralternativen gibt – wenn Sie eine Woche auf Zucker verzichten, geht es um mehr als um die möglicherweise gesündere Variante. Es geht beispielsweise um Kalorien. Vor allem aber geht es um Ihre Erfahrung, also darum, wie es Ihnen damit geht, wenn Sie einmal konsequent auf den Zusatz von Süßem in Ihrer Nahrung verzichten.

Vorsicht ist auch bei der Schummelbezeichnung »zuckerfrei« geboten. Hierzulande dürfen Produkte, die Stärkezucker enthalten, zuckerfrei genannt werden, da Stärkezucker laut aktuellem Lebensmittelrecht nicht als Zucker gilt, auch wenn er noch so süß schmeckt. Und Süßigkeiten auf Basis von Fruktosesirup sind ebenso wenig zuckerfrei wie mit Dicksäften gesüßte Smoothies.

Die süße Alternative?

Und was ist mit Süßstoff? Der hat doch gar keine Kalorien, oder? Stimmt – hat er praktisch nicht. Trotzdem sollte auch er in Ihrer Minus-1-Woche weggelassen werden. Einmal abgesehen davon, dass Süßstoff im Gegensatz zu Zucker keinen Glückskick auslösen kann, regen Light-Produkte den Appetit ordentlich an: Durch den süßen Geschmack erwartet unser Körper, dass er auch wirklich Süßes – und zwar Zucker! – bekommt, und schüttet prompt Insulin aus. Da er aber statt des echten nur künstlichen Zucker bekommt, fängt das Insulin damit an, die letzten Zuckerreserven im Blut zu verbrauchen. In der Folge sinkt der Blutzuckerspiegel, während die Lust aufs Essen steigt.

Die Langzeitwirkungen von Süßstoff auf unsere Gesundheit sind unklar. Nebenwirkungen sind unwahrscheinlich, können aber nicht ganz ausgeschlossen werden. Die meisten Menschen mögen Süßstoff aber ohnehin nicht sonderlich. Sie greifen lieber zum echten Schokoriegel statt zum Diätriegel, lieber zur richtigen Limonade als zur Light-Brause.

Ebenso wie Zucker hat auch Süßstoff viele Namen, die allesamt nicht auf der Zutatenliste der Speisen oder Getränke, die Sie in dieser Woche zu sich nehmen, auftauchen sollten:

- Acesulfam (E 950)
- Aspartam (E 951)
- Zyklamat (E 952)
- Saccharin (E 954)
- Sucralose (E 955)
- Thaumatin (E 957)
- Neohesperidin (E 959)

Zuckeraustauschstoffe

Um Zucker zu ersetzen, werden neben Süßstoffen gerne auch Zuckeraustauschstoffe eingesetzt – nicht nur im Kaugummi und in Diabetikerkeksen, sondern beispielsweise auch in der Zahnpasta. Da die Zuckeralternativen weniger Kalorien enthalten, sollen sie die schlanke Linie fördern. Ob das klappt, ist fraglich, da sie vermutlich appetitanregend wirken und unsere Zunge an Süßes gewöhnen. Gerade das aber sollten Sie während der Minus-1-Diät vermeiden. Die heutige Ernährung ist derart zuckerlastig, dass der kurzzeitige Verzicht auf Süßes meist gar nicht als Verzicht, sondern als Bereicherung empfunden wird.

Die wichtigsten Zuckeraustauschstoffe sind die folgenden:

- Sorbit (E 420); wird meist aus Mais- und Weizenstärke gewonnen
- Mannit (E 421); kommt in zahlreichen Pflanzen vor und wird aus Fruktose gewonnen

- Isomalt (E 953); wird aus Rübenzucker extrahiert und in vielen kalorienreduzierten Nahrungsmitteln verwendet
- Maltit (E 965); wird aus Malzzucker gewonnen und ist Bestandteil zahlreicher Diabetikerprodukte
- Lactit (E 966); wird aus Milchzucker gewonnen und wirkt stark abführend
- Xylit (E 967); wird aus Abfallprodukten der Landwirtschaft gewonnen

Die große Welt der Meinungen

Hier eine kleine, bunte Liste von Meinungen, die Experten und Laien über Zucker geäußert haben. Wir haben die Statements kommentarlos untereinander gestellt, ganz gleich, woher sie stammen. Teilweise widersprechen sich die Aussagen sehr, und das ist gut so, denn so haben Sie die ideale Voraussetzung, selbst zu experimentieren und Ihre eigene Sichtweise zu entwickeln.

- »Zucker bewirkt einen Teufelskreis, da Süßigkeiten uns nur sehr kurz befriedigen und dann schnell wieder Lust auf noch mehr Süßes machen.«
- »Zucker ist schlecht für die Zähne und verursacht Karies.«
- »Süße Speisen haben sehr viel Kalorien und schaden der Figur – ganz gleich, ob es sich dabei um Schokolade, Eis oder Gebäck handelt.«
- »Bitterschokolade ist nicht nur gut fürs Herz, durch sie kann man sogar abnehmen, da sie als sogenannter Fatburner das Fett schmelzen lässt.«
- »Eine Vorliebe für süße Dickmacher lässt sich leicht antrainieren, mit etwas Disziplin aber auch wieder abgewöhnen.«
- »Zucker ist ein Vitaminräuber und lässt uns schneller altern.«

- »In Rattenversuchen scheint Zucker das Immunsystem zu schädigen, Übergewicht zu erzeugen und den Alterungsprozess zu beschleunigen. Wenn man jedoch genauer hinsieht, zeigt sich, dass es nicht der Zucker, sondern die Gesamtzahl der Kalorien ist, die die Ratten krank werden oder gesund bleiben lässt.«
- »Zucker schützt vor Leberkrebs. Sowohl Glukose als auch Fruktose hindern das verbreitete Schimmelgift Fumonisin B1 daran, Leberkrebs zu verursachen.«
- »Gezuckerte Nahrungsmittel lassen den Blutzucker und die Insulinausschüttung stark ansteigen – kurzfristig verbessert das die Laune. Nach dem schnellen Kick geht es mit der Stimmung jedoch wieder in den Keller.«
- »Wer in kurzer Zeit sehr viel Zucker zu sich nimmt, kann einen Kater bekommen, der einem Alkoholkater ähnelt.«
- »Von Süßstoff kriegt man Krebs.«
- »In normaler Dosierung sind Süßstoffe und Zuckeraustauschstoffe absolut unbedenklich.«
- »Brauner Zucker ist gesünder als weißer.«
- »Brauner Zucker ist einfach nur verunreinigter weißer Zucker. Da er jedoch mehr Wasser enthält als Haushaltszucker, ist brauner Zucker ein wahrer Nährboden für Bakterien.«
- »Zucker liefert schnelle Energie für die Muskeln und das Gehirn.«
- »Zucker kann süchtig machen.«
- »Honig ist gesünder als Zucker. Er enthält mehr Enzyme, Vitamine und Mineralien, die das Immunsystem stärken.«
- »Honig ist auch nicht besser als Zucker.«
- »Ein hoher Zuckerkonsum kann Depressionen begünstigen, da er eine hemmende Wirkung auf Endorphine hat.«
- »In Deutschland wird durch den normalen Zuckerverzehr weder die Gesundheit noch die Vitaminversorgung gefährdet.«

■ »Zuckermangel kann zu Kopfschmerzen, Schwindel und Seh-
störungen führen.«

Zucker – die Weglassliste

Wenn Sie dieses Kapitel bis hierher gelesen haben, wissen Sie längst,
dass Zucker nicht nur in Bonbons oder Schokolade zu finden ist.
Zucker, Süßstoffe und Zuckeraustauschstoffe sind in so vielen Nahrungsmitteln enthalten, dass eine umfassende Anti-Zucker-Liste
mehrere Seiten füllen würde. Wenn Sie sich die unterschiedlichen
Bezeichnungen für Zucker und Süßstoff einprägen, können Sie ver-
steckten Zucker jedoch schnell identifizieren. Und damit das noch
leichter fällt, folgt eine Liste aller Lebensmittel, die Sie während
Ihrer zuckerfreien Woche meiden sollten:

Zuckervarianten Saccharose, Dextrose, Glukose, Laktose, Maltose,
Maltodextrin, Invertzucker, Glukosesirup

Handelsbezeichnungen für Zucker Haushaltszucker, Raffinade, Kris-
tallzucker, Puderzucker, Farin, Kandiszucker, Würfelzucker, Brauner Zucker, Rohrzucker, Vollrohrzucker, Vanillinzucker, Karamell,
Zuckercouleur, Gelierzucker, Palmzucker

Beliebte Zuckeralternativen Honig, Ahornsirup, Melasse, Apfel-
oder Birnendicksaft, Rübensirup, Agavendicksaft

Süßigkeiten und Desserts Bonbons, Frucht- und Weingummi, Scho-
kolade, Pralinen, Schokoriegel, Kekse, Lakritze, Fruchteis, Milcheis,
Kaugummi, Marzipan, Fruchtschnitten, Pudding, Kuchen, Torten,
Waffeln, Strudel, Tiramisu, Crêpes, süße Cremes, Süßspeisen aus
Quark, Joghurt, Obst oder Früchten, Götterspeise

Sonstiges Obstkonserven, Fertigsalatsaucen, Cornflakes, Früh-
stücks-Pops, Fertigmüslis, Ketchup, Marmelade, Gelee, Kompott,
Apfelmus, Nuss-Nougat-Creme

Die kleine Welt der Fakten

- Schon 600 v. Chr. gelang es den Persern, Zucker aus Zuckerrohr zu extrahieren.
- Früher gehörte Zucker bei uns einmal zu den Luxusartikeln. Bis ins 16. Jahrhundert konnte er nur in Apotheken erworben werden – und das auch nur von Adeligen oder sehr begüterten Bürgern.
- Im Mittelalter galt Zucker als hochwirksame Arznei.
- Die erste Zuckerrübenfabrik entstand 1801 in Schlesien.
- Die WHO empfiehlt, einen moderaten Zuckerkonsum in Höhe von rund zehn Energieprozent nicht zu überschreiten. Da die Wissenschaftler trotz zahlreicher Studien zum Thema »Zucker« noch im Dunkeln tappen, ist eine genauere Empfehlungen nach derzeitigem Wissensstand nicht möglich.
- Kinder, die viel Zucker essen, haben (allein) deshalb weder einen Vitamin- noch einen Mineralstoffmangel zu befürchten.
- Der Genuss süßer Speisen kurbelt die Produktion des Gute-Laune-Hormons Serotonin an. Zucker hat hierbei eine deutlich stärkere Wirkung als komplexe Kohlenhydrate wie Vollkornprodukte oder Obst – dafür verpufft die Wirkung aber auch deutlich schneller.
- Gewichtsprobleme entstehen nicht automatisch durch hohen Zuckerkonsum. Erst durch die Kombination von Bewegungsmangel und einer insgesamt zu hohen Kalorienzufuhr kommt es zu Übergewicht.
- Die Zuckerkrankheit (Diabetes mellitus) wird nicht direkt durch den Konsum von Zucker verursacht. Neben einer genetischen Disposition zählen vor allem Übergewicht und Bewegungsmangel zu den Risikofaktoren.
- 1 Liter Limonade enthält rund 30 Zuckerwürfel. ▶

> - 100 Gramm Zucker haben rund 400 Kilokalorien – das gilt glei-
>   chermaßen für weißen, braunen, Trauben-, Frucht-, Invert- oder
>   Malzzucker. 100 Gramm Honig haben nur 300 Kilokalorien.
> - In Deutschland liegt der Durchschnittsverbrauch pro Kopf bei rund
>   35 Kilogramm Zucker pro Jahr.

Getränke Smoothies, Limonaden, Colagetränke, Fruchtsaftgeträn-
ke, Fruchtnektare, Multivitaminsäfte, süße Biere (Malzbier, Altbier,
alkoholfreies Bier, Radler …), Liköre, Süß- und Likörweine, süße
Schaumweine, Federweißer, Glühwein, Cocktails, Long Drinks, In-
stant-Tees, Eistee, Eiskaffee, Kakao, gesüßte Molke- und Joghurt-
Drinks

Jasmin – eine Woche ohne Schokolade & Co.

Ich war ja ehrlich gesagt schon immer ein Schoko-Freak – schon
als kleines Mädchen. Ich glaube, dass es in den letzten 30 Jahren
wirklich keinen einzigen Tag gab, an dem ich gar keinen Zucker gegessen habe. Wenigstens ein Löffelchen Zucker im Milchkaffee, einen Fruchtjoghurt oder etwas Marmelade aufs Brot – irgend etwas
Süßes war sicher immer dabei. Tja, und dann kam eben die Minus-
1-Woche. Keinen Zucker essen? Das kann ja nicht so schwer sein,
dachte ich erst noch. Aber wirklich gar nichts Süßes zu essen, das
war dann doch schwieriger, als ich dachte.
Ich hätte nie geglaubt, dass Zucker oder Zuckerersatz in so vielen
Sachen drin ist, die ich täglich esse. Sogar mein »gesundes« Müsli
enthält Saccharose – sprich Zucker. Und dass mein täglicher Oran-
gensaft eher einer Limonade als einem frisch gepressten Saft gleich-

Drei Tipps gegen den süßen Heißhunger

1. Sorgen Sie dafür, dass in Ihrer zuckerlosen Woche alles Süße aus Schubladen, Kühlschrank, Handtaschen und Handschuhfach verschwindet. Gepaart mit Langeweile und der Lust, sich schnell mal etwas in den Mund zu schieben, genügen nämlich schon ein paar Gummibärchen, um Ihr Vorhaben zunichtezumachen.

2. Der Appetit auf Süßes lässt sich meist mit frischem Obst oder einem (ungesüßten) Müsli stillen. Oft genügt es aber auch schon, ein Glas Wasser zu trinken. Je konsequenter Sie auf Zucker verzichten, desto besser, denn Süßigkeiten wecken leider immer Appetit auf mehr.

3. Wenn die Sucht nach dem süßen Kick einmal mit Ihnen durchgeht, sollten Sie sich den »Pepper-High-Effekt« zunutze machen: Ein scharfes Curry, eine pikante Arrabbiata-Sauce oder auch nur der beherzte Biss in eine Peperoni verbessern spontan die Stimmung. Der feurig-scharfe Inhaltsstoff Capsaicin sorgt dafür, dass unser Körper Endorphine ausschüttet. Diese morphiumartigen Botenstoffe lindern nicht nur Schmerzen, sondern erhöhen auch Wohlbefinden und Glücksempfinden.

kommt, wurde mir auch erst bewusst, als ich das Etikett einmal genauer studiert und mich im Internet kundig gemacht habe.

Die ersten beiden Tage waren echt hart. Zum einen, weil ich noch nie so viele Nährwertangaben unter die Lupe genommen habe, zum anderen aber auch, weil mir mein süßer Trost vor allem abends sehr gefehlt hat. Als meine Freundin aber dann am fünften Tag mit ihrem selbst gebackenen Apfelkuchen vorbeikam, war es ganz leicht für mich, nein zu sagen. Plötzlich hatte ich das Gefühl, dass es eigent-

lich ziemlich komisch ist, dass so viele Leute dauernd Süßes brauchen. Nach den ersten Tagen wurde es immer selbstverständlicher
für mich, auf Süßigkeiten zu verzichten. Teilweise habe ich es dabei
sehr genau genommen und noch nicht einmal mehr Trockenfrüchte
gegessen – obwohl die ja erlaubt sind, worüber ich mich gerade an
den ersten Tagen gefreut habe.

Während meiner Minus-1-Woche habe ich mich, von wenigen Tief-
punkten abgesehen, sehr wohl und leicht gefühlt. Mir war, als ob irgendetwas von mir abfällt, was ich nicht beschreiben kann. Konkret
habe ich über ein Kilo abgenommen, obwohl ich nicht gerade wenig
gegessen habe. Auch habe ich gemerkt, dass ich weniger gereizt war
und mich nicht so oft aufgeregt habe wie sonst. Ob das aber wirklich mit dem Zuckerverzicht zusammenhängt, weiß ich noch nicht –
dazu müsste ich die Minus-1-Woche noch ein paar Mal wiederholen.
Aber das werde ich bestimmt auch …

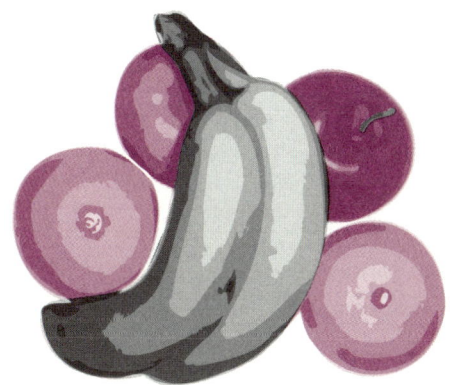

Mein Tagebuch zur Minus-1-Diät

In der Woche vom ———— bis ———— werde ich
auf **Zucker*** verzichten.

———————————————————
(Unterschrift)

* weißer und brauner Zucker, Süßigkeiten,
Schokolade, Limonade, Zuckeraustauschstoffe,
Süßstoff, Honig etc.

Welche Veränderungen fallen mir auf?

Achten Sie auf alle körperlichen und seelischen Signale und tragen
Sie für jeden Tag ein, was zutrifft.

+ trifft völlig zu   **o** keine Veränderung   **–** trifft nicht zu

	Ich fühle mich…	1. Tag	2. Tag	3. Tag	4. Tag	5. Tag	6. Tag	7. Tag	Fazit
	stärker	☐	☐	☐	☐	☐	☐	☐	☐
Energie	wacher	☐	☐	☐	☐	☐	☐	☐	☐
	aktiver	☐	☐	☐	☐	☐	☐	☐	☐
	fitter	☐	☐	☐	☐	☐	☐	☐	☐
Körper	beweglicher	☐	☐	☐	☐	☐	☐	☐	☐
	gesünder	☐	☐	☐	☐	☐	☐	☐	☐
	glücklicher	☐	☐	☐	☐	☐	☐	☐	☐
Psyche	gelassener	☐	☐	☐	☐	☐	☐	☐	☐
	befreiter	☐	☐	☐	☐	☐	☐	☐	☐
	Tagesbewertung	☐	☐	☐	☐	☐	☐	☐	☐

Die Bilanz am Ende der Woche

Vorübergehend völlig auf Zucker zu verzichten
◯ tat mir sehr gut
◯ war eher gut als schlecht für mich
◯ hat keine spürbare Veränderung bewirkt
◯ war eher eine negative Erfahrung für mich
◯ hat mir nicht gutgetan

Körpergewicht vor und nach der Minus-1-Woche
Anfang ⬭ kg   Ende ⬭ kg   Differenz ⬭ kg

Welche Verführungen waren in dieser Woche am größten?

_____

_____

_____

_____

Welche Erfahrungen waren besonders positiv?

_____

_____

_____

_____

Weitere Bemerkungen und Beobachtungen

_____

_____

_____

_____

_____

2 . W o c h e

Eine Woche ohne Fast Food und Snacks

Verzichten Sie diese Woche völlig auf Fast Food, Snacks und jegliche Zwischenmahlzeiten und beobachten Sie, was passiert. Sie glauben, dass das kein Problem für Sie ist? Warten Sie es ab ...

Eine Woche lang auf Burger und Pizzaecken, auf Energieriegel, Chips, Pommes und Fingerfood verzichten? Sich einzig auf Frühstück, Mittagessen und Abendbrot beschränken? Ist das nicht ein bisschen so, als würde man in die Dampflok statt in den ICE steigen? Fast Food gehört scheinbar untrennbar zum aktiven, hektischen, erfolgreichen Leben; vor allem in der Nonstop-Generation, wo alles schnell, bequem und möglichst billig sein muss. In einer Gesellschaft, die auf Rationalität und Effektivität ausgerichtet ist, ist kein Platz für Trödelliesen oder Stillsitzer. Und natürlich auch nicht für zeitraubende Hauptmahlzeiten.

So modern, wie viele glauben, ist Fast Food dann aber gar nicht. Schon lange, bevor es Coffee to go gab, gab es nämlich Food to go. Bereits im Alten Rom konnten Hungrige sich an Ständen warme Leckereien mitnehmen. Garküchen gibt es in Asien schon seit Jahrhunderten, und immerhin ab 1860 wurden in London in Takeaway-Shops bereits Fish and Chips verkauft.

Seitdem hat sich einiges getan: Heute ist Fast Food ein sehr großes Geschäft. Kein Einkaufszentrum ohne Filialen von Burger- und Pizzaketten, kein Bahnhof ohne Wurst- und Pommesbude, keine Bäckerei ohne ihr Sandwichangebot und kein Supermarkt ohne Joghurt-Snacks, Schoko- oder vermeintliche Energieriegel.

Eine Woche lang strikt auf »Grazing« – auf dauerndes Grasen – zu verzichten hat viele Vorteile. Sie schulen dadurch Ihre Achtsamkeit – nicht nur für das, was, sondern auch, wie und wie oft Sie im Alltag essen. Und es gibt noch weitere gute Gründe, darauf zu verzichten, ständig, nebenbei und schnell zu essen:

- Wenn Sie auf das Ziel fixiert sind (satt zu werden), verlieren Sie leicht den Weg aus den Augen – das Essen.
- Wenn Sie ständig futtern, muten Sie Ihrer Bauchspeicheldrüse wahre Insulinmarathons zu.
- Wenn Sie zu schnell essen, essen Sie auch leicht zu viel – die Auswirkungen können Sie dann im Spiegel sehen.
- Aber auch wenn Sie zu oft essen, essen Sie wahrscheinlich zu viel.
- »Fernsehen & Chips«, »Kino & Popcorn«, »Burger & Tageszeitung«: Wo Entertainment und Snacks aufeinander treffen, ist die Fressfalle vorprogrammiert. Die Lust, ständig etwas in sich hineinzustopfen – nicht nur Kalorien, sondern auch mehr oder weniger seichte Unterhaltung –, kann suchtähnliche Zustände auslösen; richtig satt und zufrieden wird man dabei nie.
- Wenn Sie oft nebenbei essen, machen Sie es Ihrer Achtsamkeit schwer. Wahrnehmung braucht Zeit. Natürlich können Sie auch eine Currywurst langsam, achtsam und bewusst essen – aber mal ehrlich: Haben Sie das jemals ausprobiert?

Gut möglich, dass Sie nicht besonders Fast-Food-anfällig sind und Burgerketten nur vom Vorbeifahren kennen. Dann werden Sie es in dieser Woche sicher leichter haben als jemand, der sich nur von Bratwurst ernährt. Andererseits geht es nicht nur um die Wurst, sondern auch um die vielen kleinen Zwischenmahlzeiten, die wir oft ganz unbewusst zu uns nehmen. Durch die Minus-1-Diät können Sie beobachten, wie Sie sich fühlen werden, wenn Sie weniger und vor allem seltener essen – und natürlich auch, wie sich das auf Ihre Figur auswirken wird. Vielleicht können Sie außerdem einigen schädlichen Ernährungsmustern auf die Schliche kommen. Und natürlich können Sie auch herausfinden, wie es Ihnen körperlich und seelisch damit gehen wird, sich vollkommen frei von Junkfood – denn meistens ist Fast Food zugleich Junkfood – zu ernähren.

Was heißt überhaupt Fast Food?

Wahrscheinlich wissen wir alle ziemlich genau, was Fast Food ist, stimmt's? Die Übersetzung sagt ja schon alles: Fast Food ist schnelles Essen – schnell zubereitet, schnell verschlungen, nur leider nicht so schnell verdaut. Das deutsche Wort für Fast Food lautet Schnellimbiss, wobei man den schnellen Snack meist gar nicht beißen muss, sondern ihn auch ganz gut ohne Zähne schafft.

Fast Food ist stark konzentrierte Nahrung. Die Basis bilden meist Tiefkühl- oder Fertigprodukte, die frittiert, gebraten, gegrillt oder in die Mikrowelle geschoben werden. Fast Food enthält jede Menge Zutaten, die nicht gerade zu den Fatburnern zählen: Fleisch, Weißmehl, Zucker, Salz und allerlei Geschmacksverstärker. Ebenso wie der Kaloriengehalt ist auch der Fettanteil meist beachtlich. Kein Wunder also, dass es einen klaren Zusammenhang zwischen Übergewicht und häufigem Fast-Food-Konsum gibt.

Das Fast-Food-Angebot reicht vom kleinen Imbissstand oder der Pommesbude um die Ecke bis hin zu den großen Fast-Food-Ketten wie McDonald's, Burger King, Pizza Hut, Subway, KFC und Nordsee. Wer Fast Food lieber zu Hause genießen möchte, kann den Lieferservice anrufen. Und wer gar nicht erst nach Hause kommt, da er ständig im Auto sitzt, der kann sich immer noch am Drive-in bedienen lassen. Kurzum: Fast Food gibt es praktisch immer und überall. Außerdem funktioniert Fast Food hervorragend ohne Knigge – ja sogar ohne Besteck.

Und Snacks? Die Abgrenzung zu Fast Food ist hier nicht ganz einfach. Wo würden Sie beispielsweise Hotdogs einordnen? Ist aber auch egal – zu den Snacks gehört praktisch alles, was man zwischen den Mahlzeiten auf die Schnelle zu sich nehmen kann, seien es Brezeln, belegte Brötchen, Kekse, Chips oder Joghurt-Drinks.

In dieser Minus-1-Woche sollten Sie einmal ganz bewusst auf alle Zwischenmahlzeiten verzichten und den »Hunger« zwischen Frühstück, Mittag- und Abendessen einfach einmal aushalten. Keine Sorge: Sofern Sie nicht gerade Marathonläufer, Diabetiker oder Minenarbeiter sind, schaffen Sie das ganz bestimmt …

Die große Welt der Meinungen

Im Folgenden finden Sie eine Aufzählung unterschiedlicher Meinungen zu Fast Food und Snacks, die sowohl Experten als auch ganz normale Menschen in den Medien geäußert haben. Lesen Sie sich die zum Teil widersprüchlichen Statements einfach einmal in Ruhe durch – und machen Sie dann Ihre eigenen Erfahrungen: Verzichten Sie eine Woche lang auf schnelle Imbisse, lassen Sie sich mehr Zeit fürs Essen und beurteilen Sie erst dann, ob Ihnen das nun gut- oder eher schlechtgetan hat.

- »Fast Food macht dick, und die Herstellung von Fast Food schädigt die Umwelt.«
- »Nährwert und Vitamingehalt von Fast Food werden gründlich unterschätzt.«

- »Wenn man Sushi, Tapas oder Fingerfood mit zu den Snacks zählt, können Zwischenmahlzeiten sehr gesund sein.«
- »Fast Food kann süchtig machen, da die Mischung der Inhaltsstoffe unser Gehirn dazu veranlasst, Glückshormone auszuschütten. Diesen Zustand wollen wir dann ständig wiederholen.«
- »Es ist erwiesen, dass Snacks müde machen und die Motivation hemmen.«
- »Bisher gibt es keine Studien, die zweifelsfrei nachweisen können, dass Snacks tatsächlich zu Übergewicht führen.«
- »Wer sich öfter einmal eine Zwischenmahlzeit gönnt, langt bei den Hauptmahlzeiten dann oft viel bescheidener zu. Ausschlaggebend ist daher immer die Gesamtmenge der aufgenommenen Kalorien.«
- »Viele Schulkinder decken rund ein Viertel ihres täglichen Energie-, Eiweiß-, Kohlenhydrate- und Mineralstoffbedarfs allein durch Snacks.«
- »Ältere Leute und Sportler brauchen kleine Zwischenmahlzeiten, um Energiedefizite zu vermeiden.«
- »Fünfmal am Tag zu essen ist optimal.«
- »Zwei bis drei Hauptmahlzeiten am Tag genügen vollkommen.«

Fast Food & Snacks – die Weglassliste

Zu den Nahrungsmitteln, die Sie in Ihrer Woche ohne Fast Food & Co. strikt vermeiden sollten, gehören die folgenden:
- Hamburger in allen Varianten
- Pizza und Pizzabaguette
- Bratwürste, Currywürste, Hotdogs, Wiener Würstchen, Bockwurst etc.
- Grillhähnchen, Hähnchenkeule

Die kleine Welt der Fakten

- Bereits vor über 2000 Jahren wurde Fast Food serviert. Im römischen Circus Maximus wurden dem Publikum an Schlemmerständen neben allerlei Gebratenem auch Waffeln und Kleingebäck angeboten.
- Die erste Würstchenbude wurde 1134 in Regensburg aufgestellt, um die Arbeiter am Bau des Regensburger Doms bei Laune und Kräften zu halten.
- Das Wort »Bistro« leitet sich vom russischen »bystro« (schnell) ab. Die französischen Bistros waren schon im 19. Jahrhundert nichts anderes als Schnellimbisse.
- In den USA versuchen Politiker, Fast-Food-Theken in Schulen verbieten zu lassen, da der häufige Verzehr von Fast Food mit der Entwicklung von Übergewicht, Allergien und Diabetes mellitus Typ 2 in Verbindung gebracht wird.
- Im Rahmen einer ausgewogenen Ernährung stellt Fast Food kein Problem dar.

- Fischbrötchen, Fish and Chips, Calamari fritti
- Pommes frites, Kroketten
- Döner-Kebap, Frikadellen, Schnitzel im Brötchen
- Belegte Brötchen, Baguettes, Sandwiches, Kanapees
- Toasts, Bagels, Wraps
- Tapas, Fingerfood, Frühlingsrollen
- Gesalzene und / oder gewürzte Nusssnacks, Chips, Erdnussflips, Salzstangen, Salzgebäck, Popcorn
- Schokoriegel, Müsliriegel, Kuchen, Kekse, Muffins, Süßgebäck
- Trinkjoghurts, Joghurt-Snacks

» Jens – eine Woche ohne Burger, Pizza und Chips

Bei der Minus-1-Diät ist es mir eigentlich ziemlich leichtgefallen, auf Stoffe wie Milchprodukte, Kaffee oder Alkohol zu verzichten. Mit dem Fast Food war es dann schon deutlich schwieriger.

Ich habe meine Fast-Food-freie Woche am Wochenende begonnen. Da hatte ich viel Zeit, und es war erst einmal kein Problem. Aber dann kam die Arbeitswoche. Da habe ich dann schon gemerkt, wie oft ich im Alltagsstress eigentlich zu Snacks greife. Nachmittags den Schokomuffin zum Kaffee, im Vorbeigehen das Pizzastückchen oder die Käsestange beim Bäcker und natürlich immer wieder mal die Chipstüte am Abend. Das habe ich mir aber alles brav verkniffen und mich mit Argusaugen beobachtet. Statt mir in der Mittagspause etwas auf die Schnelle zu holen, musste ich mich manchmal dazu zwingen, in die Kantine zu gehen – und dort natürlich nicht gerade zum Wurst- und Fast-Food-Angebot, sondern eher zu »was Richtigem« zu greifen.

Eine Ausnahme habe ich gemacht: An einem Abend, an dem weder meine Freundin noch ich Lust und Energie hatten, etwas zu kochen, sind wir zum Pizzaessen gegangen. Allerdings zähle ich das jetzt nicht zu Fast Food, denn es war bei einem sehr guten Italiener, der nur frische Zutaten für seine Holzkohlenpizza verwendet. Außerdem gab es jede Menge Salat.

Ich habe festgestellt, dass Alltagsstress bei mir besonders häufig dazu führt, dass ich zwischendurch immer wieder etwas in mich hineinstopfe. Auch abends, nach einem Tag mit anstrengenden Kunden, bin ich gefährdet, schnell etwas in die Finger zu nehmen und es in den Mund zu stecken. Ich habe dann nach Alternativen gesucht: Um wieder runterzukommen, habe ich mir beispielsweise einen Tee gekocht oder einen schnellen Spaziergang gemacht oder

Musik gehört. Manchmal habe ich mir gemeinsam mit meiner Partnerin auch viel Zeit genommen, ein schönes Abendessen zuzubereiten. Das macht auch einfach Spaß.

Ob ich auch in Zukunft auf meinen Muffin und meine Butterbrezel verzichten werde, weiß ich noch nicht. Ich probiere die Snack- und Fast-Food-lose Woche in zwei Monaten noch einmal in Ruhe aus.

Auf jeden Fall habe ich mich in dieser Minus-1-Woche alles in allem sehr gut gefühlt – auch weil ich ziemlich stolz war, dass ich es ganz ohne Zwischenmahlzeiten geschafft habe.

Abgenommen habe ich übrigens auch, vor allem aber habe ich insgesamt deutlich mehr Salat und Gemüse gegessen – irgendetwas muss man ja essen. Überhaupt finde ich, dass Fast Food bei vielen – und da nehme ich mich gar nicht aus – dazu führt, dass sie beim Essen recht einseitig werden. Man isst ja doch immer wieder das Gleiche oder, genauer gesagt, schlingt es in sich hinein. Ich habe mir in dieser Woche jedenfalls bewusst mehr Zeit zum Essen genommen und meine Mahlzeiten intensiver genossen als sonst, und das hat sich, finde ich, gelohnt.

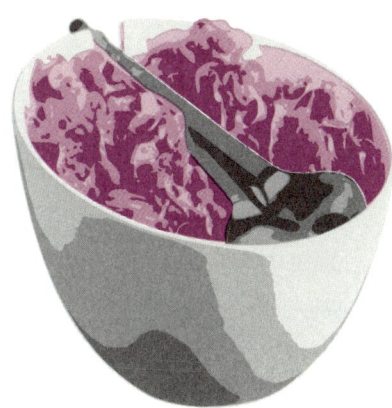

Mein Tagebuch zur Minus-1-Diät

In der Woche vom _____ bis _____ werde ich
auf **Fast Food und Snacks*** verzichten.

_____
(Unterschrift)

* **Hamburger, Pizza, Bratwurst, Pommes,
Chips, Sandwiches, Bagels, Döner, Salzgebäck, Energieriegel usw.**

Welche Veränderungen fallen mir auf?

Achten Sie auf alle körperlichen und seelischen Signale und tragen
Sie für jeden Tag ein, was zutrifft.

+ trifft völlig zu   **o** keine Veränderung   **–** trifft nicht zu

	Ich fühle mich…	1. Tag	2. Tag	3. Tag	4. Tag	5. Tag	6. Tag	7. Tag	Fazit
Energie	stärker	▢	▢	▢	▢	▢	▢	▢	▢
	wacher	▢	▢	▢	▢	▢	▢	▢	▢
	aktiver	▢	▢	▢	▢	▢	▢	▢	▢
Körper	fitter	▢	▢	▢	▢	▢	▢	▢	▢
	beweglicher	▢	▢	▢	▢	▢	▢	▢	▢
	gesünder	▢	▢	▢	▢	▢	▢	▢	▢
Psyche	glücklicher	▢	▢	▢	▢	▢	▢	▢	▢
	gelassener	▢	▢	▢	▢	▢	▢	▢	▢
	befreiter	▢	▢	▢	▢	▢	▢	▢	▢
Tagesbewertung		▢	▢	▢	▢	▢	▢	▢	

Die Bilanz am Ende der Woche

Vorübergehend völlig auf Fast Food und Snacks zu verzichten
◯ tat mir sehr gut
◯ war eher gut als schlecht für mich
◯ hat keine spürbare Veränderung bewirkt
◯ war eher eine negative Erfahrung für mich
◯ hat mir nicht gutgetan

Körpergewicht vor und nach der Minus-1-Woche
Anfang ⬚ kg   Ende ⬚ kg   Differenz ⬚ kg

Welche Verführungen waren in dieser Woche am größten?

_____
_____
_____
_____

Welche Erfahrungen waren besonders positiv?

_____
_____
_____
_____

Weitere Bemerkungen und Beobachtungen

_____
_____
_____
_____
_____

3 . W o c h e

Eine Woche ohne Kaffee

Verzichten Sie diese Woche auf alle Kaffeegetränke und schwarzen Tee und spüren Sie dabei in sich hinein. Was verändert sich? Sie glauben, dass Sie nicht viel bemerken werden? Dann lassen Sie sich überraschen ...

Kaffee ist viel mehr als ein Getränk, Kaffee ist ein Lebensgefühl. Der Duft der braunen Bohnen weckt Erinnerungen an idyllische Kindertage: Großmutters Pflaumenkuchen, Sonntagsfrühstück mit Papa und Mama, Tante Claras Kaffeekränzchen und später dann der Urlaub in Italien mit der Kaffeemaschine an der Hotelbar ... unsere halbe Kindheit roch nach Kaffee. Tief im Unterbewusstsein werden wohlige Stimmungen, Geborgenheit und Lebensfreude wachgerufen, sobald Kaffeearomen unsere Riechzellen reizen.

Das alles vergisst man leicht, wenn Scharen von Geschäftsleuten während ihrer Pause kaffeeähnliche Getränke aus Pappbechern schlürfen. Doch wie es aussieht, wollen auch die, die es eilig haben, sich mitten im Alltagsgetriebe einen Hauch von Genuss bewahren – und sei es eben nur im Vorbeisausen, mit einem Coffee to go in der Hand.

Kaffee oder Koffein?

Die Überschrift dieses Kapitels lautet: »Eine Woche ohne Kaffee«. Das klingt einfach netter als: »Eine Woche ohne Koffein«. Außerdem weiß jeder, was Kaffee ist, aber vielleicht nicht jeder, was Koffein ist. Doch gerade um Koffein geht es ehrlich gesagt in dieser Minus-1-

Woche. Denn während Sie gerne Getreide-
»Kaffee« trinken können, sollten Sie diese
Woche beispielsweise auch auf Colagetränke verzichten, da sie Koffein
enthalten.
Koffein ist der wichtigste Inhaltsstoff im Kaffee – ein Alkaloid, das zur
Gruppe der Stimulanzien zählt und das
nicht nur in Kaffeegetränken, sondern auch in
Mate, Guarana, Energy Drinks und eben in Colagetränken enthalten
ist. Und auch im Tee – in schwarzem ebenso wie in grünem.
Sicher: Tee ist gesund. Vor allem Grüntee hat eine antioxidative Wirkung und schützt die Herzgefäße. Zudem soll grüner Tee den Alterungsprozess verlangsamen. Doch keine Sorge – Sie werden nicht
gleich vergreisen, wenn Sie einmal eine Woche lang ganz auf Tee
und andere koffeinhaltige Getränke verzichten.
Wenn Sie diese Woche Kaffee, Schwarztee, Grüntee, Colagetränke
und dergleichen mehr weglassen, werden Sie sicher einige interessante Erfahrungen machen. Beispielsweise vielleicht die folgenden:

- Sie erkennen, wie Kaffee Ihre Stimmungen beeinflusst.
- Sie finden heraus, dass Kaffee dick macht – nämlich dann, wenn
  Sie ihn mit viel Zucker trinken oder in einem Kaffee-und-Kuchen-
  Muster (heute meist eher Caramel-Macchiato-und-Muffin-Mus-
  ter) feststecken.
- Sie spüren, ob Sie bereits kaffeesüchtig sind.
- Sie bemerken vielleicht kurzfristig Entzugserscheinungen wie
  Kopfschmerzen, Übelkeit oder Müdigkeit.
- Sie schlafen viel besser, werden ruhiger und haben unterm Strich
  sogar mehr Energie.

Vielleicht werden Sie aber auch ganz andere Erfahrungen machen.

Die kleine Welt der Fakten

- Das erste Kaffeehaus eröffnete 1550 in Konstantinopel, dem heutigen Istanbul. Es hieß »mektibi irfan«, die Schule der Gebildeten.

- In Arabien gilt Kaffee seit je als wirksames Aphrodisiakum. Im 16. Jahrhundert schrieb Scheich Hetzawi, ein arabischer Schriftgelehrter: »Wenn du zum Weibe gehst, halte dich von Sorgen frei und sei fröhlich. Auch solltest du nicht zu reichlich gegessen, wohl aber einen stärkenden Kaffee getrunken haben.«

- 1645 wurde das erste europäische Kaffeehaus in Venedig eröffnet. Einige Jahre später kamen Kaffeehäuser dann in ganz Europa in Mode.

- Der Dichter Voltaire soll jeden Tag rund 50 Tassen Kaffee getrunken haben. Als ein Freund ihn warnte, dass er sich damit irgendwann noch vergiften würde, sagte er nur: »Ja, da hast du recht. Ich trinke ihn allerdings erst seit 65 Jahren.«

- Der zerriebene Kern der Frucht *coffea arabica* – nichts anderes als Kaffee – wurde im 18. Jahrhundert in Apotheken verkauft und von Ärzten als Mittel gegen Müdigkeit, Kreislaufschwäche, Trauer und Melancholie, rheumatische Erkrankungen, Bronchitis und Schwindsucht verordnet.

- Kaffee galt lange zu Unrecht als Flüssigkeitsräuber. Heute weiß man, dass die entwässernden Eigenschaften durch die Nieren ausgeglichen werden und bei Menschen, die gewohnheitsmäßig Kaffee konsumieren, gar nicht erst auftreten.

- Kaffee enthält neben Koffein, Gerb- und Bitterstoffen auch Eisen, Jod, Kalium, Magnesium, Phosphor und Vitamin B5.

- Ein Schuss Milch im Kaffee hilft dabei, die Kaffeesäure zu neutralisieren, und erhöht die Bekömmlichkeit. ▶

- Instant-Kaffee besteht fast nur aus Zucker und enthält entsprechend viele Kalorien.
- Die tödliche Dosis Koffein liegt beim Menschen bei rund zehn Gramm. Keine Sorge: Dazu müssten Sie um die 100 Tassen Kaffee trinken!

Die große Welt der Meinungen

Den Duft des Kaffees mögen wohl die meisten Menschen. Doch spätestens beim Konsum scheiden sich die Geister. Für die einen ist ihr täglicher Milchkaffee eine Frage des Überlebens, für andere ein Genussmittel, das abhängig und krank macht. Und wer hat nun recht? Schwer zu sagen. Aber wie Kaffee Ihnen bekommt, das werden Sie bald selbst herausfinden.

Sehen wir uns hier zunächst einmal ein paar Meinungen zu Kaffee oder Koffein an. Ganz gleich, ob sie von Ernährungsexperten, Medizinern, Forschern, Esoterikern oder aus dem Bekanntenkreis stammen – jeder darf seine Meinung haben, und wahrscheinlich hilft Ihnen die eine oder andere Ansicht, sich während der Minus-1-Woche genauer zu beobachten.

- »Kaffeegenuss führt zu Herzklopfen, Nervosität und Ängsten.«
- »Eine Tasse Kaffee hebt die Stimmung und wirkt antidepressiv.«
- »In Zusammenhang mit Koffeinkonsum wurden Bluthochdruck, Magenprobleme, Sodbrennen, Kopfschmerzen und Schlafprobleme beobachtet.«
- »Die Italiener trinken auch noch vor dem Zubettgehen ihren Espresso und schlafen trotzdem problemlos ein.«
- »Forschungen lassen vermuten, dass regelmäßiger Kaffeegenuss vor Alzheimer schützt.«

- »Die Wirkung des Kaffees äußert sich dadurch, dass sie sich auf den astralischen Leib erstreckt.«
- »Koffein verbessert die Reaktions- und Konzentrationsfähigkeit.«
- »Ohne Cappuccino macht das Leben doch keinen Spaß mehr.«
- »Kaffee regt das zentrale Nervensystem an, erweitert die Bronchien und erhöht den Pulsschlag – manche Menschen reagieren darauf mit Wohlgefühlen, andere mit innerer Unruhe.«
- »Auch beim Kaffee gilt: Die Dosis macht das Gift.«

Koffein – die Weglassliste

In dieser Woche sollten Sie sowohl auf Kaffeegetränke als auch auf alle anderen koffeinhaltigen Getränke und koffeinhaltige Speisen verzichten. Dazu gehören insbesondere die folgenden:

- Kaffee, Espresso, Cappuccino, Latte Macchiato, Milchkaffee, Irish Coffee, Mokka, Instant-Kaffee
- Schwarzteesorten wie Darjeeling, Earl Grey, Assam, Ceylon, Schwarzteemischungen usw.
- Grüne Teesorten wie Jasmintee, Bancha, Sencha, Chun Mee, Gunpowder, grüner Darjeeling, Matcha usw.
- Aromatisierte Schwarz- und Grünteesorten
- Matetee
- Kakaogetränke
- Eiskaffee, Cola-Eis, Frappé, Eistee
- Koffeinhaltige Erfrischungsgetränke wie Cola und Energy Drinks mit Zusätzen wie Koffein, Taurin oder Guarana
- Schokolade, Guaranapulver, Schokoriegel oder Schoko-Bonbons, Scho-Ka-Kola, Tee- und Kaffeebonbons
- Alkoholische Getränke auf Kaffeebasis, etwa Kaluha oder Marie Brizard

Nach Möglichkeit sollten Sie natürlich auch ganz auf Koffeintabletten verzichten.

Diana – eine Woche ohne Cappuccino

Auf meinen heiß geliebten Cappuccino verzichten? Wozu das denn? Obwohl ich das Canceln von Substanzen wie Fleisch, Alkohol oder Zucker bei der Minus-1-Diät sehr sinnvoll und interessant fand, regte sich doch einiger Widerstand in mir, als es mir »an den Kaffee ging« – und inzwischen weiß ich auch ganz gut, warum …

Etwas widerwillig begann ich also, auf Kaffee zu verzichten. Cola, Energy Drinks und Schwarztee waren kein Problem, solche Sachen trinke ich sowieso nie. Aber ein Leben ohne Cappuccino, Cafébar und Eiskaffee konnte ich mir erst einmal gar nicht richtig vorstellen. Okay – es geht ja nicht gleich ums Leben, sondern nur um eine Woche … aber trotzdem.

Um wach zu werden, brauche ich normalerweise (mindestens) eine Tasse Kaffee nach dem Aufstehen und für das Nachmittagstief meinen Cappuccino. Da ich nun wirklich keine Lust auf Kamillentee hatte, habe ich morgens Getreidekaffee mit Milch und Zucker getrunken, was gar nicht mal so übel geschmeckt hat, und im Lauf des Tages alternativ zu Rotbuschtee oder Mineralwasser und Säften gegriffen. An den ersten drei Tagen ging es mir richtig mies. Ich hatte immer wieder etwas Kopfweh und in den Spalten »aktiver«, »gelassener« oder »wacher« der Tagebuchtabelle musste ich die schlechtesten Werte eintragen. Ab dem vierten Tag drehte sich das Ganze dann allerdings plötzlich um: Ich konnte besser schlafen und wachte erholter auf. Nach anfänglichen Startschwierigkeiten fühlte ich mich tagsüber konstanter fit. Am erstaunlichsten fand ich, dass ich deutlich seltener als sonst in der Grübelfalle saß – normalerwei-

Mein Tagebuch zur Minus-1-Diät

In der Woche vom _____ bis _____ werde ich
auf **Kaffee*** verzichten.

_____

(Unterschrift)

* Kaffee, Cappuccino, Latte Macchiato,
Schwarztee, Grüntee, Colagetränke,
Energy Drinks usw.

Welche Veränderungen fallen mir auf?

Achten Sie auf alle körperlichen und seelischen Signale und tragen
Sie für jeden Tag ein, was zutrifft.

+ trifft völlig zu   **o** keine Veränderung   **–** trifft nicht zu

	Ich fühle mich…	1. Tag	2. Tag	3. Tag	4. Tag	5. Tag	6. Tag	7. Tag	Fazit
Energie	stärker	☐	☐	☐	☐	☐	☐	☐	☐
	wacher	☐	☐	☐	☐	☐	☐	☐	☐
	aktiver	☐	☐	☐	☐	☐	☐	☐	☐
Körper	fitter	☐	☐	☐	☐	☐	☐	☐	☐
	beweglicher	☐	☐	☐	☐	☐	☐	☐	☐
	gesünder	☐	☐	☐	☐	☐	☐	☐	☐
Psyche	glücklicher	☐	☐	☐	☐	☐	☐	☐	☐
	gelassener	☐	☐	☐	☐	☐	☐	☐	☐
	befreiter	☐	☐	☐	☐	☐	☐	☐	☐
Tagesbewertung		☐	☐	☐	☐	☐	☐	☐	☐

Die Bilanz am Ende der Woche

Vorübergehend völlig auf Kaffee zu verzichten

◯ tat mir sehr gut
◯ war eher gut als schlecht für mich
◯ hat keine spürbare Veränderung bewirkt
◯ war eher eine negative Erfahrung für mich
◯ hat mir nicht gutgetan

Körpergewicht vor und nach der Minus-1-Woche
Anfang ⬭ kg   Ende ⬭ kg   Differenz ⬭ kg

Welche Verführungen waren in dieser Woche am größten?

_____

_____

_____

Welche Erfahrungen waren besonders positiv?

_____

_____

_____

Weitere Bemerkungen und Beobachtungen

_____

_____

_____

_____

se mache ich mir nämlich ziemlich viele – negative – Gedanken und denke auch nicht gerade zuversichtlich an die Zukunft. Doch ohne Kaffee (Koffein) fühlte ich mich irgendwie ausgeglichener, gelassener und positiver.

Besonders interessant war auch die Erkenntnis, dass die Gleichung Kaffeetrinken = Entspannung und Genuss zwar stimmt, umgekehrt aber Genießen und Entspannen durchaus auch ohne Kaffee funktionieren. Das war mir vorher nie so richtig klar. Ich bin auch in dieser Woche immer noch in meine Lieblingscafés gegangen – nur habe ich dort eben nichts Koffeinhaltiges bestellt. Ich habe mich immer noch mit Freundinnen getroffen und es, wenn ich allein war, genossen, die Leute anzuschauen oder eine Zeitschrift zu lesen. Ich habe entdeckt, dass es außer Cappuccino – der übrigens ohne Zucker auch nicht der Hit ist, wie ich in meiner zuckerfreien Woche bemerken musste – noch Tausend andere Dinge gibt, die man im Alltag genießen kann.

Als ich nach der Minus-1-Woche wieder anfing, Kaffee zu trinken, war das erst einmal gar nicht so toll. Ich bin mir danach richtig aufgeputscht und ein bisschen zittrig vorgekommen. Trotzdem würde ich auf Kaffee nicht ganz verzichten wollen. Fürs Erste habe ich mich jetzt einmal dafür entschieden, meinen Konsum etwas hinunterzufahren und nur an drei Tagen in der Woche Kaffee zu trinken. Ob ich wirklich kaffeesüchtig war, weiß ich nicht – aber auf jeden Fall habe ich gelernt, dass ich auch ohne Kaffee glücklich sein kann. Nachdem ich jetzt schon über 15 Jahre täglich Koffein zu mir genommen habe, wurde es sicher Zeit, diese Erfahrung einmal zu machen.

4. Woche

Eine Woche ohne Milchprodukte

Verzichten Sie diese Woche auf Milch und sämtliche Milchprodukte und beobachten Sie, ob Sie körperliche oder seelische Veränderungen wahrnehmen können. Sie glauben, dass Ihnen das guttun wird? Oder Sie meinen, dass das eher nichts für Sie ist? Es gibt nur einen Weg, das herauszufinden – probieren Sie es aus.

»Die Milch macht's« – das behauptet zumindest die Milchwerbung. Aber was? Was macht die Milch denn? Macht sie dick? Löst sie Allergien aus? Oder macht sie doch eher groß und stark?

Wir schlagen Ihnen vor, das für sich selbst herauszufinden. Man kann wunderbar mit Milch leben – ganze Völker tun das, beispielsweise die US-Amerikaner und die Nordeuropäer. Man kann aber auch wunderbar ohne Milch leben – auch das schaffen ganze Völker, vor allem in Asien. Als Grundnahrungsmittel ist Milch in den meisten Kulturen schon recht lange beliebt. Ob Kuh-, Schafs-, Ziegen- oder Eselsmilch: Die Sumerer, Ägypter, Griechen, Römer und Germanen ließen sie sich jedenfalls schmecken. Und der Traum von dem Land, in dem Milch und Honig fließen, wird schon im Alten Testamen beschworen. Aber das alles sagt leider gar nichts darüber aus, wie Milchprodukte sich auf Ihr Wohlbefinden, Ihre Gesundheit oder gar auf Ihr Körpergewicht auswirken. Das müssen Sie wohl oder übel selbst herausbekommen.

Die kleine Welt der Fakten

■ Schon vor rund 5000 Jahren hielten die Sumerer Milchkühe. Alte Tontafeln, die bei Ausgrabungen in der Stadt Ur gefunden wurden, belegen, dass sie außerdem bereits wussten, wie man Milch zu Quark verarbeiten kann.

■ Im 19. Jahrhundert entwickelte der französische Naturwissenschaftler Louis Pasteur ein Verfahren, um Milch durch kurzzeitiges Erhitzen länger haltbar zu machen. Noch heute wird diese Methode angewandt. Vollmilch ist nichts anderes als pasteurisierte Milch mit mindestens 3,5 Prozent Fett.

■ Milch enthält Kalzium, Zink, Magnesium und Jod sowie die Vitamine A, D und einige B-Vitamine.

■ Je nach Milchsorte variiert der Fettanteil von 0,1 Prozent (entrahmte Milch) bis zu 3,8 Prozent (Vollmilch).

■ Jeden Tag produziert eine Milchkuh durchschnittlich 18 Liter Milch, aus denen man über zwei Kilogramm Käse oder 3,5 Päckchen Butter herstellen kann.

■ Bei der Butterherstellung entsteht Buttermilch, bei der Käseherstellung Molke. Beide Milchprodukte sind extrem fettarm; sie enthalten hochwertiges Eiweiß, aber nur etwa halb so viel Kalorien wie Milch.

■ Die Deutsche Gesellschaft für Ernährung (DGE) rät, täglich 0,5 Liter Milch oder eine entsprechende Menge Milchprodukte zu sich zu nehmen.

■ 0,5 Liter Milch genügen, um den Kalziumbedarf eines Grundschulkindes zu rund 70 Prozent zu decken.

■ 100 Milliliter Vollmilch enthalten rund 65 Kilokalorien. Die gleiche Menge Magermilch enthält nur 35 Kilokalorien. ▶

■ Ganz gleich, ob Sie Butter oder Margarine bevorzugen – beide Brotaufstriche enthalten rund 80 Prozent Fett und pro 100 Gramm gute 700 Kilokalorien. Dass Margarine besser für die schlanke Linie sei, ist also ein Irrglaube.

Die große Welt der Meinungen

Wenn Sie wissen wollen, ob Milch nun gesund oder ungesund für Sie ist, werden Ihnen die folgenden Meinungen nicht unbedingt weiterhelfen. Und das ist auch gut so, denn so einfach ist die Sache nicht. Die unterschiedlichen Ansichten zeigen, dass es immer Argumente für oder gegen eine bestimmte Sache gibt. Die folgenden Aussagen verdeutlichen, wie unterschiedlich Ernährungsexperten und -laien die Sache sehen.

■ »Milch macht dick, da der Fettanteil viel zu hoch ist – von Sahne, Butter und den meisten Käsesorten ganz zu schweigen.«

■ »Milch macht schlank. Übergewichtige konnten ihr Gewicht in einer Studie durch regelmäßigen Milch- und Joghurtkonsum reduzieren. Für den Abnehmeffekt sind offenbar bioaktive Verbindungen der Milch verantwortlich.«

■ »Kleinkinder, die regelmäßig Milch trinken, entwickeln später weniger Fettpolster als Milchmuffel.«

■ »Milchkonsum verhindert Osteoporose (Knochenschwund). Osteoporose entsteht durch eine Entmineralisierung der Knochenmasse, der durch eine kalziumreiche Ernährung vorgebeugt werden kann. Milch und Milchprodukte sind die besten Kalziumlieferanten.«

■ »Durch Milchprodukte lässt sich Osteoporose nicht vermeiden, da die Erkrankung viele Ursachen hat.«

- »Viele Menschen leiden an einer Laktoseintoleranz und wissen es häufig nicht. Laktose steckt nicht nur in Milch, sondern auch in anderen Produkten wie beispielsweise in Joghurt, Frischkäse, Sahne und Dickmilch. Vor allem Bauchkrämpfe, Blähungen, Verstopfung, Übelkeit und Müdigkeit können Anzeichen für eine Laktoseintoleranz sein.«

- »Im Gegensatz zu anderen Völkern können Nordeuropäer Milchzucker gut verdauen, da sie auch als Erwachsene noch das dazu notwendige Enzym Laktase bilden. Eine echte Milchzuckerunverträglichkeit ist bei Mitteleuropäern nur sehr selten anzutreffen.«

- »Milch hat die Eigenschaft, den Körper zu übersäuern; damit schadet sie unserem Organismus.«

- »Milch hilft bei Schlafstörungen. Die beruhigende Wirkung verdankt die Milch ihrer Aminosäure Tryptophan.«

- »Obwohl (oder wohl eher weil) Asiaten keinerlei Milchprodukte zu sich nehmen, sind sie nicht nur schlank und gesund, sondern leben oft auch noch länger als wir.«

- »Kuhmilch ist sehr nützlich – allerdings nur für Kälbchen. Nur Säuglinge sind auf Milch angewiesen, Erwachsene bekommen genug Kalzium über die normale Nahrung.«

- »Milcheiweiße sind wichtig für den menschlichen Körper, da sie viele Aminosäuren enthalten und damit lebenswichtige Funktionen im Organismus unterstützen.«

- »Wenn schon Milch, dann lieber Vollmilch. Magermilch enthält deutlich weniger Vitamin A und D.«

- »Neben der Laktoseintoleranz führen auch Milchallergien dazu, dass Milchprodukte nicht vertragen werden. Wer auf spezielle Eiweißbausteine der Milch allergisch reagiert, bekommt meist Hautausschläge und Schleimhautreizungen.«

Milchprodukte – die Weglassliste

Verzichten Sie diese Woche auf Milch, Milchprodukte und Milchpulver. Im Folgenden finden Sie die wichtigsten Nahrungsmittel, die Sie canceln sollten:

- Milch in jeder Form: Vollmilch, Magermilch, Vorzugsmilch, Rohmilch, frische, homogenisierte, pasteurisierte, teilentrahmte, sterilisierte oder ultrahocherhitzte Milch
- Neben Rohmilch auch Rohmilchkäse
- Alle Käsesorten: Hartkäse, Frischkäse, Weichkäse, Schnittkäse, Schmelzkäse, Schichtkäse, Ziegenkäse, Schafskäse usw.
- Sahne, Crème fraîche, Sauerrahm, Kefir, Quark, Joghurt, Molke, Buttermilch, Dickmilch und andere Sauermilcherzeugnisse
- Milchschaum in Cappuccino, Latte macchiato etc.
- Milchshakes, Milchmixgetränke, Kakao, Cocktails auf Sahne- oder Milchbasis
- Kondensmilch, Kaffeesahne, Milchpulver, Molkepulver
- Butter, Rahm
- Milcheis; dazu gehören die meisten Speiseeissorten, vor allem aber Schokoladen-, Vanille-, Nuss-, Stracciatella-, Joghurt-, Karamell-, Malaga-, Pistazien-, Cookie- und Walnusseis
- Milchschokolade, Milchschnitten, Pralinen, Sahne- und Karamellbonbons, Pudding, Nuss-Nougat-Creme, Nougat

Vorsicht: Laktose (Milchzucker) ist auch Bestandteil vieler Instant- und Fertigprodukte wie Cremes, Saucen, Kartoffelpüreepulver, Bratlingmischungen, Cremesuppen, Tiefkühlkost und dergleichen mehr. Achten Sie deshalb auf die Nährwertangaben auf der Packung.

Tipp: Wenn Ihnen der Verzicht auf Sahne und Joghurt sehr schwerfällt, können Sie alternativ Sojaprodukte und beim Kochen auch Kokosmilch verwenden.

Christiane – eine Woche ohne Milch, Joghurt und Käse

Was mich am meisten gewundert hat, ist, dass ich während der einen Woche ohne Milchprodukte fast drei Kilo abgenommen habe! Es war zwar immer schon so, dass ich relativ leicht auf die Schnelle Gewicht verlieren konnte, andererseits habe ich diese Woche ja gar keine richtige »Diät« gemacht. Eigentlich habe ich nicht einmal absichtlich wenig gegessen, aber das Weglassen von Milchprodukten hatte es – zumindest bei mir – ganz schön in sich.

Anfangs dachte ich, dass jetzt wahrscheinlich nicht viel passieren wird, da ich selten Milch trinke, und auch Joghurt nicht gerade zu meinen Favoriten zählt. Im Laufe der Woche habe ich dann gemerkt, wo meine heimlichen Dickmacher lauern. Nach anfänglicher Euphorie bin ich schnell auf dem Boden der Tatsachen gelandet.

Abgesehen vom erfreulichen Gewichtsverlust war der größte Effekt, dass ich in der Minus-1-Woche ein sehr feines Bewusstsein für meine Nahrung bekommen habe. Beispielsweise wurde mir klar, dass Milchprodukte wegzulassen ja auch heißt, auf Käse zu verzichten – und den esse ich, wie ich gemerkt habe, ganz schön oft. Nicht nur auf dem Brot, sondern beispielsweise auch als Parmesan zu den Nudeln oder in der Käsesauce.

Am schlimmsten war es, dass ich ja auch keine Butter und Sahne essen durfte. Was soll ich mir denn aufs Brot schmieren – das schmeckt doch ohne Butter alles gar nicht, dachte ich. Also habe ich (halbfette) Margarine gekauft. Erst mit Grausen, weil ich Margarine noch aus meiner Kindheit kannte, und die hat damals ziemlich scheußlich geschmeckt. Aber entweder habe ich Glück gehabt und zur richtigen gegriffen – Werbung machen soll ich hier nicht, hieß es, ich kann Ihnen die Marke also nicht verraten –, oder es hat sich seit meiner Kindheit einiges getan. Sogar einen Sojabrotaufstrich habe ich besorgt – mit Paprikageschmack. Ebenso wie die Margarine war der richtig lecker.

Ich bin dann ganz eisern gewesen. Statt Milchkaffee gab's schwarzen Espresso. Statt Cremesuppen klare Suppen. Statt Sahnesaucen habe ich viel mit Olivenöl, Kräutern, Zitronensaft und Sesammus gekocht. Sogar meine beiden Töchter mussten »dran glauben« – die Spaghetti gab es nur noch mit Tomatensauce, statt Pudding bekamen sie Götterspeise und statt Kuchen Obstsalat, denn Kuchen und Pfannkuchen fallen ja auch aus, wenn man weder Milch noch Butter noch Sahne verwenden kann. Auch die Alternative Kokosmilch statt Sauerrahm habe ich bei einigen Gerichten erfolgreich ausprobiert; kleine Kinder sind ja sehr wählerisch – aber ich hatte Glück, sie haben es gemocht.

Meine größte Versuchung war allerdings das Eis! Da fast alle Eissorten, die ich mag, zum Milchspeiseeis gehören und ich mich gar nicht erst mit Wassereis am Stiel trösten wollte, habe ich diese Woche – und es waren echt heiße Sommertage dabei – eben gar kein Eis gegessen. Auch nicht so schlimm, wenn man sich darauf einstellt. Und ein bisschen Willenskraft kann ja auch nicht schaden. Mir jedenfalls hat die milchlose Woche viel gebracht: neue Einsichten, neue Rezepte, die ich ausprobiert habe, einen deutlichen Gewichtsverlust und mehr Klarheit darüber, was mir gut bekommt bzw. wo für mich die Fettfallen lauern.

Vielleicht noch eine Kleinigkeit: Ich gehe dreimal die Woche zum Joggen und laufe zwar nicht schnell, aber doch ziemlich lange. In der Woche ohne Milchprodukte war meine Kondition ausgezeichnet – ich war selbst überrascht, wie leicht mir die Strecken gefallen sind. Möglich, dass das Zufall war, aber ich habe den Verdacht, dass das auch an der Ernährungsumstellung liegen könnte …

Mein Tagebuch zur Minus-1-Diät

In der Woche vom _____ bis _____ werde ich
auf **Milch und Milchprodukte*** verzichten.

_____
(Unterschrift)

* Milch und Milchprodukte wie Käse, Quark,
Joghurt, Molke, Milchpulver, Milcheis,
Milchschokolade, Milchshakes usw.

Welche Veränderungen fallen mir auf?

Achten Sie auf alle körperlichen und seelischen Signale und tragen
Sie für jeden Tag ein, was zutrifft.

+ trifft völlig zu   **o** keine Veränderung   **–** trifft nicht zu

	Ich fühle mich…	1. Tag	2. Tag	3. Tag	4. Tag	5. Tag	6. Tag	7. Tag	Fazit
Energie	stärker	☐	☐	☐	☐	☐	☐	☐	☐
	wacher	☐	☐	☐	☐	☐	☐	☐	☐
	aktiver	☐	☐	☐	☐	☐	☐	☐	☐
Körper	fitter	☐	☐	☐	☐	☐	☐	☐	☐
	beweglicher	☐	☐	☐	☐	☐	☐	☐	☐
	gesünder	☐	☐	☐	☐	☐	☐	☐	☐
Psyche	glücklicher	☐	☐	☐	☐	☐	☐	☐	☐
	gelassener	☐	☐	☐	☐	☐	☐	☐	☐
	befreiter	☐	☐	☐	☐	☐	☐	☐	☐
	Tagesbewertung	☐	☐	☐	☐	☐	☐	☐	☐

Die Bilanz am Ende der Woche

Vorübergehend völlig auf Milch und Milchprodukte zu verzichten
◯ tat mir sehr gut
◯ war eher gut als schlecht für mich
◯ hat keine spürbare Veränderung bewirkt
◯ war eher eine negative Erfahrung für mich
◯ hat mir nicht gutgetan

Körpergewicht vor und nach der Minus-1-Woche
Anfang ⬚ kg   Ende ⬚ kg   Differenz ⬚ kg

Welche Verführungen waren in dieser Woche am größten?

_____

_____

_____

_____

Welche Erfahrungen waren besonders positiv?

_____

_____

_____

_____

Weitere Bemerkungen und Beobachtungen

_____

_____

_____

_____

5 .   W o c h e

Eine Woche ohne Weißmehl

Verzichten Sie diese Woche auf jede Form von Weißmehl und greifen Sie stattdessen auf Vollkornprodukte zurück. Sie denken, dass das ganz einfach für Sie werden wird? Oder aber, dass Ihnen das überhaupt keinen Spaß machen wird? Seien Sie gespannt.

Am Korn scheiden sich die Geister – die Geister, die Geschmäcker, ja vielleicht sogar die ganze Lebenseinstellung. Weißbrot oder Vollkorn? Einen Franzosen, der ohne sein Baguette verhungern würde, werden Sie kaum mit Vollkornprodukten hinter dem Ofen hervorlocken. Genauso wenig den italienischen Pizzabäcker, der seinen Tomatensugo selbstverständlich auf schön weißem Pizzateig verteilt, wie sich das gehört.

Auf der anderen Seite gibt es die Vollwertköstler. Müsli und Vollkornbrot gehören zum Standard – doch auch Nudeln, Reis, Kuchen und Pizza werden ausschließlich in der Vollkornvariante verspeist, denn schließlich ist Vollkorn ja gesünder ... oder?

Ob das wirklich stimmt und wie es sich auf Ihren Körper, Ihre Fitness und vielleicht sogar auf Ihr Gemüt auswirkt, wenn Sie strikt auf Weißmehl verzichten, können Sie in dieser Woche herausfinden.

Was heißt überhaupt Vollkorn?

Hier herrscht einige Verwirrung, was kein Wunder ist: Früher musste »echtes« Vollkornbrot auch so aussehen – nur Brot aus grob gemahlenem Schrot und mit sichtbaren Körnern galt als Vollkorn- oder Schwarzbrot. Heute zählen jedoch auch deutlich hellere Erzeugnisse aus ausgemahlenem Vollgetreide zu den Vollkornprodukten, und das ist gut so, denn die dunkle Farbe kann mit etwas Malz oder Zuckercouleur in jedes Brot gezaubert werden.

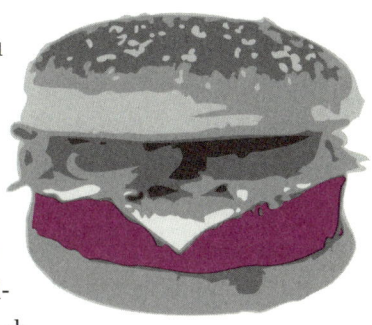

Überhaupt das Brot ... In nördlichen Regionen wird Schwarzbrot mit Vollkornbrot gleichgesetzt. In Süddeutschland und Österreich werden jedoch auch Mischbrotsorten als Schwarzbrot verkauft, während Mischbrot zuweilen auch Graubrot heißt. Pumpernickel ist hingegen eindeutig Vollkornbrot – aus Roggen – und Weißbrot, das aus fein gemahlenem Weizen hergestellt wird, eindeutig keines.

Bei anderen Sorten wird es schon schwieriger: So wird Knäckebrot normalerweise aus Vollkornmehl gebacken – das muss aber nicht sein. Umgekehrt ist Fladenbrot traditionell Weißbrot, doch wird heute bei uns schon auch einmal Vollkornfladenbrot angeboten. Und was das Auszugsmehl betrifft: Das wird im Handel nicht nur für Weizenmehl, sondern auch für andere fein gemahlene Getreidemehle verwendet. Offiziell ist »Auszugsmehl« jedoch ein veralteter Begriff für Weizenmehl Type 405.

Alles klar? Nein? Macht nichts, denn inzwischen ist in puncto Vollkorn alles ganz einfach:

■ Vollkornprodukte sind Getreideprodukte. Vollkornbrot oder -mehl wird also nicht nur aus Weizen, sondern beispielsweise auch aus Roggen oder Dinkel hergestellt. Damit alle wichtigen Nährstoffe wie Mineralstoffe, Vitamine, pflanzliche Öle und Ballaststoffe, die in der Schale stecken, geschont werden, wird das volle Korn nach der Ernte erhalten – einzig die Spelzen und Grannen werden entfernt.

- Hier die offizielle Definition laut DIN-Norm: »Vollkornmehl und Vollkornschrot müssen die gesamten Bestandteile der gereinigten Körner, einschließlich des Keimlings, enthalten. Die Körner dürfen vor der Verarbeitung von der äußeren Fruchtschale befreit sein.«
- Laut Gesetz dürfen Produkte bei uns nur dann als Vollkornprodukte deklariert werden, wenn sie es auch sind. Zu den aus Vollkorngetreide erzeugten Produkten gehören neben Brot und Brötchen auch Frühstücksflocken, Müslis und aus Vollkornmehl hergestellte Kuchen, Kekse und dergleichen mehr. Und natürlich gehören auch Haferflocken, Reis, Maismehl, Hirse, Buchweizen, Bulgur, Roggen, Dinkel, Grünkern, Quinoa, Amarant und einige Weizenprodukte zu den Vollkornprodukten, sofern es sich auch wirklich um die jeweilige Vollkornvariante handelt.

Falls Sie unsicher sind, sollten Sie sich bei Ihrem Bäcker erkundigen oder einen genauen Blick auf die Zutatenliste werfen. Wenn Vollkorn drin ist, sollte es jedenfalls auch draufstehen.

Die große Welt der Meinungen

Ist Vollkornbrot gesünder als Weißbrot? Machen Brötchen wirklich dick? Sind Vollkornprodukte eher gut oder schlecht für den Darm? Im Folgenden finden Sie einige Meinungen zum Thema – eine bunte Mischung all dessen, was Experten, Genießer, Gesundheitsapostel oder Großtanten dazu zu sagen haben. Es geht nicht darum, wer recht hat. Lassen Sie sich von den widersprüchlichen Ansichten einfach inspirieren, bewusst auf verschiedene Aspekte zu achten.

- »Vollkornprodukte tragen maßgeblich dazu dabei, die Verdauung anzuregen und die Darmflora zu unterstützen. Außerdem schützen sie vor Darmkrebs und helfen beim Abnehmen.«

- »Ob Frischkornbrei oder Vollkornbrot – diese Speisen schaden mehr als sie nützen, da sie die giftigen Abwehrstoffe des Getreides enthalten.«
- »Vollkornprodukte schmecken nicht, und man bekommt davon nur Blähungen.«
- »Vollkornbrot hat viel mehr Geschmack als labberiges Weißbrot. Wenn es gut gekaut wird, ist es außerdem sehr bekömmlich.«
- »Wer sich vorwiegend vollwertig ernährt, leidet häufig unter einem Zinkmangel, da die im Vollkorn enthaltene Phytinsäure uns Mineralien entzieht.«
- »Vollwerternährungsstudien haben gezeigt, dass schwangere Vollwertköstlerinnen eine bessere Zinkversorgung aufwiesen als Schwangere, die sich von Mischkost ernährten. Ein Zinkproblem ist durch Vollkorngenuss sicher nicht zu befürchten.«
- »Untersuchungen beweisen, dass Testpersonen, die regelmäßig Vollkornerzeugnisse zu sich nahmen, deutlich seltener an Herz- oder Krebserkrankungen wie auch an Diabetes litten als Menschen, die täglich Weißmehlprodukte aßen.«
- »Das in Vollkornweizen enthaltene Weizenlektin schädigt die Darmwand und kann Allergien und Autoimmunerkrankungen auslösen.«
- »Durch Vollwertnahrung aufgenommene Weizenlektine sind für den Menschen unschädlich: Erstens ist die aufgenommene Menge dazu viel zu gering (anders als im Tierversuch), zweitens verhindert die schützende Darmschleimhaut das Eindringen, und drittens ist die Darmfläche, auf der sich die Lektine durch die Nahrungsaufnahme verteilen, viel zu groß, als dass es zu Schäden kommen könnte.«
- »Weißmehl verschleimt den Körper und führt darüber hinaus zu Übersäuerung.«

Die kleine Welt der Fakten

■ Die alten Ägypter haben schon vor rund 4000 Jahren Weißbrot ge-backen. Je heller die Sorte war, desto höher war auch der Wert der Brotlaibe.

■ In der Antike wurde Mehl durch Netze so fein wie möglich gesiebt. Dadurch wurde der Anteil an Kleie verringert und ein Mehl gewon-nen, das dem heutigen Halbweißmehl entspricht.

■ Nirgendwo auf der Welt gibt es so viele Brotvariationen wie im deutschsprachigen Raum. Ob Vollkorn-, Schwarz-, Grau- oder Weiß-brot – mehr als 600 verschiedene Brotsorten sind erhältlich.

■ Im Gegensatz zum typisierten Weißmehl enthält Vollkornmehl mehr Eiweiß, Mineralstoffe, Vitamine und sekundäre Pflanzen-stoffe. Während 100 Gramm Weißmehl (Type 405) z. B. nur rund 400 Mikrogramm Vitamin E enthalten, sind es bei Weizenvollkorn-mehl mehr als dreimal so viel, nämlich 1400 Mikrogramm. Im Ge-gensatz zu Vollkornmehl enthält Weißmehl fast 90 Prozent weni-ger Vitamin B1, rund 80 Prozent weniger Folsäure und Kalium und gut 70 Prozent weniger Zink.

■ Neben Obst und Gemüse gehören Vollkornerzeugnisse zu den wichtigsten Ballaststofflieferanten. Ballaststoffe tragen dazu bei, die Darmtätigkeit zu regulieren, und regen die Verdauung an.

■ Dunkle Brotsorten sind keine Vollkorngarantie: Durch Zusätze wie Karamell oder Malz kann jedes Brot gefärbt werden. Die Bezeich-nung »Vollkornbrot« ist daher im deutschen Lebensmittelrecht ge-setzlich definiert: Nur wenn Brot (oder auch Kleingebäck) zu min-destens 90 Prozent aus Roggen- oder Weizenvollkornerzeugnissen hergestellt wurde, darf es unter der Bezeichnung »Vollkorn« im Handel auftauchen.

- »Wer einen gesunden Darm hat und sich vernünftig ernährt, kann sowohl Vollkornbrot als auch Weißbrot essen.«

Weißmehl – die Weglassliste

In dieser Woche sollten Sie auf alle Brotsorten und Getreideprodukte verzichten, sofern sie nicht ausdrücklich zu den Vollkornerzeugnissen zählen. Dazu gehören die folgenden:

- Weißbrot, Weizenbrötchen, Weizenmehl (Type 405)
- Sandwiches, Bagels, Baguette, Laugenbrötchen, Kanapees, Wraps
- Mischbrot, Toastbrot, Knäckebrot
- Hamburger, Fladenbrot, Pizza, Pizzabaguette, Foccaccia, Zwiebelkuchen, Pide (Döner, Kebap)
- Cornflakes, Frühstückspopps
- Paniermehl
- Tiefkühl- und Fertiggerichte, die Weizenmehl enthalten
- Nudeln, Eiernudeln, Spätzle
- Pfannkuchen, Kaiserschmarrn, Waffeln, Germknödel, Strudel, Pudding usw.
- Gebäck (Amerikaner, Bienenstich, Croissants, Nusshörnchen usw.), Kekse, Biskuit, Kuchen und Torten

Zu vielen der oben aufgezählten Produkte gibt es auch Vollkornvarianten – etwa Vollkornnudeln, -toast, -knäckebrot, -kekse oder auch Vollkornpizza usw. Hier können Sie bedenkenlos zugreifen.

Oder gleich eine mehlfreie Woche?

Vielleicht gehören Sie zu den Menschen, die Vollkornprodukte schlecht vertragen. Und vielleicht leiden Sie sogar an einer – möglicherweise bisher unerkannten – Glutenunverträglichkeit (Zöliakie). Dann sollten Sie die Woche ohne Weißmehl lieber gleich zu einer Woche ohne Mehl erweitern und gänzlich auf Getreideprodukte verzichten. Auch wenn die Zöliakie als »Weizenallergie« bekannt ist, wird diese chronische Darmerkrankung beispielsweise auch durch Roggen oder Hafer verursacht – und zwar auch dann, wenn Sie zum vollen Korn greifen.

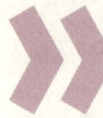 Sabrina – eine Woche ohne Weißbrot, Kuchen und Mehlspeisen

Eine ganze Woche ohne Baguette, Croissants oder Spaghetti? Das hörte sich für mich zunächst gar nicht gut an. Zwar lege ich Wert auf eine gesunde Ernährung und esse viel frisches Obst und Gemüse – aber als Vollwertköstlerin würde ich mich sicher nicht bezeichnen. Die Reformhaus-Backmischungen für Vollkornpizzateig und dergleichen habe ich schon immer links liegen lassen. Und um es vorwegzunehmen: Leckere Spaghetti Frutti di Mare mit einem edlen Pinot Grigio in Kombination mit Vollkornnudeln und Vollkornbrot statt italienischem Weißbrot essen? Nein danke! Ich habe in meiner Vollkornwoche daher lieber gleich ganz auf Nudeln und Pizza verzichtet – was mir sicher nicht geschadet hat –, dafür aber konsequent zu Vollkornbrot gegriffen – was mir, wie ich jetzt weiß, erst recht nicht geschadet hat.

In dieser Woche habe ich ordentlich Gewicht verloren. Das wundert mich nicht, denn ohne Toast, Croissants und Pasta war es eigentlich klar, dass ich eine Menge Kalorien einsparen würde. Überhaupt ist es erstaunlich, wie viele Kalorienbomben durch die Kombination aus Weißmehl und Fett bzw. Zucker entstehen (Fast Food, Kuchen, Gebäck, Eis in der Waffel, Butterbrezeln, Käsesandwich usw.).

Gestaunt habe ich, als ich gemerkt habe, dass Vollkornbrot richtig lecker schmecken kann, wenn man das richtige wählt; bei mir war es »Essener Brot«. Dass Vollkornbrot schneller satt macht, stimmt auch! Kleiner Test: Versuchen Sie mal, drei Scheiben Toast mit Mayonnaise, Schinken oder Streichkäse zu essen … Wetten, dass Sie das locker schaffen? Aber mit Vollkornbrot ist das schwierig; es sättigt schneller, und irgendwie belegt man es schon fast automatisch eher mit Frischkäse, Tomaten und anderen gesunden Sachen.

In meiner weißmehlfreien Woche habe ich mich nach dem Essen sehr fit gefühlt. Das ist bei mir ungewöhnlich, denn nach ein paar Scheiben Weißbrot hatte ich immer das Gefühl, mich sofort aufs Sofa legen zu müssen. Inzwischen esse ich insgesamt mehr Müsli und Vollkornbrot und achte auch mehr darauf, was ich unterwegs esse. Was aber die Spaghetti Frutti di Mare betrifft – die esse ich auch heute noch traditionell italienisch: aus Hartweizengrieß und mit einem Gläschen Weißwein.

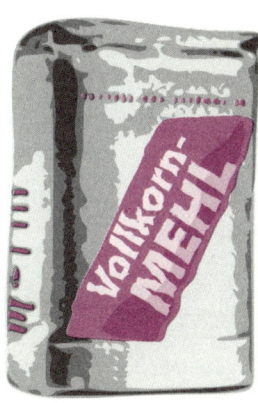

Mein Tagebuch zur Minus-1-Diät

In der Woche vom _____ bis _____ werde ich
auf **Weißmehl*** verzichten.

_____
(Unterschrift)

* Weißbrot, Fladenbrot, Sandwiches, weiße
Nudeln, Kuchen, Mehlspeisen aus Weizenmehl usw.

Welche Veränderungen fallen mir auf?

Achten Sie auf alle körperlichen und seelischen Signale und tragen
Sie für jeden Tag ein, was zutrifft.

+ trifft völlig zu **o** keine Veränderung **–** trifft nicht zu

	Ich fühle mich...	1. Tag	2. Tag	3. Tag	4. Tag	5. Tag	6. Tag	7. Tag	Fazit
Energie	stärker	☐	☐	☐	☐	☐	☐	☐	☐
	wacher	☐	☐	☐	☐	☐	☐	☐	☐
	aktiver	☐	☐	☐	☐	☐	☐	☐	☐
Körper	fitter	☐	☐	☐	☐	☐	☐	☐	☐
	beweglicher	☐	☐	☐	☐	☐	☐	☐	☐
	gesünder	☐	☐	☐	☐	☐	☐	☐	☐
Psyche	glücklicher	☐	☐	☐	☐	☐	☐	☐	☐
	gelassener	☐	☐	☐	☐	☐	☐	☐	☐
	befreiter	☐	☐	☐	☐	☐	☐	☐	☐
Tagesbewertung		☐	☐	☐	☐	☐	☐	☐	☐

Die Bilanz am Ende der Woche

Vorübergehend völlig auf Weißmehl zu verzichten
- ◯ tat mir sehr gut
- ◯ war eher gut als schlecht für mich
- ◯ hat keine spürbare Veränderung bewirkt
- ◯ war eher eine negative Erfahrung für mich
- ◯ hat mir nicht gutgetan

Körpergewicht vor und nach der Minus-1-Woche

Anfang ⬚ kg   Ende ⬚ kg   Differenz ⬚ kg

Welche Verführungen waren in dieser Woche am größten?

_____

_____

_____

_____

Welche Erfahrungen waren besonders positiv?

_____

_____

_____

_____

Weitere Bemerkungen und Beobachtungen

_____

_____

_____

_____

Eine Woche ohne Alkohol

Verzichten Sie diese Woche auf Alkohol, egal, in welcher Form, und beobachten Sie, was sich verändert. Sie glauben, das wird ganz einfach, da Sie ohnehin nur selten Alkohol trinken? Sie fürchten, dass das ein Problem für Sie werden könnte, da Sie täglich Alkohol zu sich nehmen? Sie werden es erfahren ...

»Ein Schlückchen in Ehren kann niemand verwehren.« Stimmt. Zumindest sofern Sie das 18. Lebensjahr vollendet haben, wird wohl kaum jemand Sie daran hindern können, sich im Supermarkt mit Alkoholika einzudecken. Sie selbst allerdings – Sie könnten sich das Schlückchen durchaus verwehren. Und das sollten Sie. Zumindest einmal eine Woche lang.

Keine Sorge: Wir verdächtigen Sie keinesfalls, Alkoholiker zu sein. Und um Gesundheit geht es auch nicht – jedenfalls erst einmal nicht. Natürlich wissen Sie bestimmt, dass Alkohol ebenso wie Zucker zu den Erzfeinden der Gesundheitsapostel gehört. Doch all das spielt jetzt keine Rolle, denn das Einzige, was zählt, ist Achtsamkeit. Aber was hat Alkoholgenuss denn bitte mit Achtsamkeit zu tun? Sehr viel. Zumindest indirekt. Mit Ihrer Achtsamkeit geht es nämlich umso stärker bergab, je mehr Alkohol Sie trinken. Bei Shakespeare heißt es bereits: »Guter Wein ist ein gut gesellig Ding – wenn man mit ihm umzugehen weiß.« Doch genau da liegt das Problem: Oft gehen nicht wir mit Alkohol, sondern eher der Alkohol mit uns um. Die Schwierigkeit, achtsam mit Alkohol umzugehen, beginnt aber nicht erst, wenn der Promillegehalt im Blut steigt. Sie fängt schon mit dem Griff zum ersten Glas an.

Alkoholgenuss gehört in unserer Kultur so sehr zum Alltag, dass wir uns längst daran gewöhnt haben. Was wäre auch ein Bierzelt ohne Bier, ein Weinfest ohne Wein, ein geselliger Abend an der Bar ohne Cocktails oder ein Feinschmeckermenü ohne den richtigen und zwar unbedingt edlen roten oder weißen Tropfen? Und womit sollen wir denn auf den Geburtstag anstoßen – etwa mit Saft?

Das oder die Gläschen in Ehren ist oder sind für viele Menschen zur Gewohnheit geworden. Und Gewohnheiten führen dazu, dass wir Dinge automatisch und somit unachtsam tun. Wenn wir gewohnheitsmäßig handeln, stellen wir uns normalerweise nicht mehr die Frage, ob das, was wir zu uns nehmen, uns guttut, ob es uns Energie schenkt oder ob es unsere Stimmung auch langfristig verbessert.

Genuss- oder Rauschmittel?

Ein weiteres Problem kann entstehen, weil Alkohol zu jenen Genussmitteln zählt, die nicht wirklich von den Rauschmitteln abzugrenzen sind. Ob Genuss- oder Rauschmittel ist eher eine Frage des kulturellen, weltanschaulichen und religiösen Hintergrunds und der Definition. Fakt ist jedoch, dass Alkohol auch in kleinen Mengen unsere Stimmung beeinflusst. Ein Aperitif erhöht die Vorfreude aufs Essen, ein Bierchen am Abend wirkt herrlich entspannend; und was immer unser Wohlbefinden verbessert – ob Fernsehen, Nikotin, Computerspiele, Schokolade oder Schnaps – hat zumindest das Potenzial, irgendwann zur Sucht zu werden.

Wir werden uns hüten zu behaupten, dass Bier, Wein oder andere alkoholische Getränke »schädlich« oder »gesund« sind. Denn wieder einmal schickt sich eines nicht für alle – jeder reagiert anders auf Alkohol: Die einen werden aggressiv, die anderen lustig und enthemmt, manchen wird schlecht und manchen fallen die Augen zu, wenn sie trinken. Für den einen kann das abendliche Glas Rotwein die Garantie für ein langes und gesundes Leben sein, für den anderen ein Risikofaktor. Zudem reagieren Frauen anders als Männer, da sie im Allgemeinen deutlich weniger Alkohol vertragen.

Eine lehrreiche Woche

Wenn Sie diese Woche ganz auf Alkohol verzichten, werden Sie sicher herausfinden, ob Sie suchtgefährdet sind, denn wer es nicht schafft, eine Woche lang »trocken« zu bleiben, ist das auf jeden Fall. Durch die Minus-1-Woche können Sie aber noch viel mehr herausfinden – etwa wie Sie sich morgens fühlen, wenn Sie abends nur Mineralwasser getrunken haben, oder inwiefern Alkohol Ihr Körpergewicht beeinflusst. Vielleicht haben Sie rund um den Alkohol Verhaltensmuster entwickelt, die Ihrer Figur schaden: Vielleicht trinken Sie gerne Bier zum Fernsehen, kombinieren Alkohol mit fetten Speisen oder bestellen sich in geselliger Runde den ein oder anderen kalorienreichen Long Drink zu viel. Auch das werden Sie in Ihrer alkoholfreien Woche durchschauen.

Möglicherweise werden Sie sich in dieser Woche sehr unwohl fühlen – und dann können Sie darüber nachdenken, woran das liegt, ob es Alternativen zum Alkoholkonsum gibt oder ob Sie ab und zu einfach etwas Alkohol brauchen, um Ihr Leben genießen zu können. Vielleicht werden Sie sich in dieser Woche aber auch sehr wohl fühlen – leichter, vitaler und zufriedener. Wer weiß.

Die große Welt der Meinungen

Wie ist das denn nun »wirklich« mit dem Alkohol? Ist jemand, der ab und zu ein Glas Wein trinkt, deshalb gleich Alkoholiker? Oder ist es im Gegenteil so, dass Menschen, die Wein und Bier verschmähen, nicht wissen, was leben heißt? Ist Rotwein gesund fürs Herz – oder täte es da auch ein Glas Traubensaft?

Wenn Sie glauben, dass wir Ihnen die Antworten liefern werden, müssen wir Sie enttäuschen. Das Einzige, was wir tun möchten, ist Folgendes: Wir möchten Ihnen einige gängige Meinungen rund um das Thema »Alkohol« präsentieren. Dabei unterscheiden wir nicht, ob diese irgendwelchen Studien, Lebenserfahrungen oder Fantasien entstammen. Wir werden die unterschiedlichen Ansichten einfach gleichberechtigt nebeneinanderstellen. Jeder hat seine eigene Sichtweise, und das ist schon in Ordnung so. Doch wenn Sie wissen wollen, wer denn nun recht hat, haben wir eine gute Nachricht: nur Sie. Sie allein können die Erfahrung machen, wie es Ihrem Körper, Ihrer Seele und Ihrem Geist mit bzw. ohne Alkohol geht.

- »Die unbedenkliche Alkoholtagesdosis liegt bei Männern bei 0,7 Liter Vollbier, bei Frauen sollten es jedoch nicht mehr als 0,5 Liter sein.«
- »Beim Alkoholkonsum gibt es keine sichere Obergrenze. Der Schaden überwiegt immer den möglichen Nutzen.«
- »Je mehr Alkohol getrunken wird, desto höher ist das Risiko, an Krebs zu erkranken.«
- »Bier ist gut für die Nerven und die Haut und hat weniger Kalorien als Fruchtsaft. Der enthaltene Hopfen und die Polyphenole senken zudem das Krebsrisiko.«
- »Ein Aperitif vor dem Essen regt den Appetit an. Nach dem Essen unterstützt ein Verdauungsschnaps die Fettverdauung.«

Die kleine Welt der Fakten

- Alkohol ist ein Naturprodukt, das durch die Vergärung zucker- haltiger Früchte ganz von selbst entsteht. Es liegt nahe, dass be- reits die Steinzeitmenschen Alkohol entdeckt haben – etwa dann, wenn bei feucht gewordenen Getreidekörnern Gärung einsetzte.

- Bei den Sumerern lässt sich der Weinanbau bis 5000 v. Chr. zurück- verfolgen. Die Ägypter kannten sowohl Bier – zumindest einen Vorläufer, der bei der Gärung eines Brot-Wasser-Gemischs ent- stand – als auch Wein.

- Bacchus war der römische, Dionysos der griechische Gott des Wei- nes. In der Antike wurde Wein als Geschenk der Götter angesehen und war sowohl fester Bestandteil von Kulthandlungen als auch Genussmittel im Alltag. Zu Ehren der Weingötter wurden regelmä- ßig exzessive Weinfeste veranstaltet.

- Auch die Germanen sahen ihren Honigwein (Met) als Geschenk der Götter an. Sie entwickelten die Kunst der Metherstellung – die Umwandlung von Honigwasser in Honigwein – vor rund 3000 Jah- ren und feierten (be-)rauschende Feste.

- Ärzten des Mittelalters galt Wein als Allheilmittel. Wein wurde u. a. eingesetzt, um die Verdauung zu stärken, den Leib gesund zu er- halten, Trübsinnigkeit zu vertreiben und das Ergrauen der Haare zu verhindern.

- Dank Karl dem Großen (748–814) wurde der Weinanbau in der nachrömischen Zeit zunehmend kultiviert. Im 16. Jahrhundert erreichte die Verbreitung von Rebstöcken in Europa ihren Höhe- punkt. Doch erst nach dem Dreißigjährigen Krieg bildeten sich die heutigen Weinbaugebiete heraus, wobei vor allem Südeuropa die preiswertesten Weine lieferte. ▶

- Die Länder mit der höchsten Weinproduktion sind Frankreich, Italien und Spanien. Deutschland folgt erst auf Platz 8, liegt damit aber immerhin noch vor Südafrika und Chile.
- Regelmäßiger und übermäßiger Alkoholkonsum kann körperlich und seelisch abhängig machen. Zudem kann maßloser Alkoholgenuss zu Erkrankungen der Bauchspeicheldrüse und der Nerven sowie zu Leberzirrhose, Magen- und Speiseröhrenkrebs führen.
- Da nahezu alle Biersorten Gluten enthalten, sollten Menschen mit einer Glutenunverträglichkeit (Zöliakie) grundsätzlich auf Biergenuss verzichten.
- 0,5 Liter Bier enthalten knapp 200 Kilokalorien. Die gleiche Menge Apfelsaft rund 240 Kilokalorien.
- Bier enthält rund 8000 Inhaltstoffe. Dazu gehören Eisen, Kupfer, Phosphor, Magnesium, Zink, Fluor, Mangan, Silizium, Folsäure, Magnesium, Kalzium sowie die Vitamine B1, B2 und B6.
- Im April 1516 erließ der bayerische Herzog Wilhelm IV. das heute noch gültige Reinheitsgebot für Bier: »Wir wollen auch sonderlichen, das füran allenthalben in unseren Stetten, Märckten un auff dem Lannde zu kainem Pier merer stückh dan allain Gersten, Hopffen un wasser genomen un geprauche solle werden.«
- In 100 Milliliter Rotwein sind durchschnittlich 900 Mikrogramm Eisen, 120 Mikrogramm Kalium, 300 Mikrogramm Mangan und 70 Mikrogramm Jod enthalten.
- In der renommierten englischen Fachzeitschrift *Lancet* veröffentlichten Forscher eine Rangliste der Gefährlichkeit von Drogen. Dabei landete Alkohol nach Heroin, Kokain, Schlafmitteln und Methadon auf Platz 5 – Haschisch, LSD und Ecstasy belegten die Plätze 11, 14 und 18, noch hinter Nikotin auf Rang 9.

- »Die Dosis macht das Gift.«
- »Gift ist Gift: kleine Dosis, geringer Schaden, große Dosis, großer Schaden.«
- »Alkohol schädigt die Leber, lässt den Blutdruck steigen und mindert die Gedächtnisleistung.«
- »In kleinen Mengen fördert Alkohol die Konzentration und sogar die Reaktionsfähigkeit.«
- »Bier macht dick. Davon bekommt man einen Bierbauch.«
- »Alkohol macht nicht grundsätzlich dick. Das sieht man auch an Alkoholikern – die haben selten Übergewicht.«
- »Es gibt Studien, die zeigen, dass mäßiger Biergenuss dabei hilft abzunehmen.«
- »Ein Bier ist besser als keines, zwei Bier sind besser als eines, aber vier Bier sind nicht doppelt so gut wie zwei.«
- »Wein ist gesund. Er enthält Kalium, Magnesium, Jod und Silizium sowie die Vitamine A, C, D und einige Vitamine der B-Gruppe.«
- »Viele wissenschaftliche Studien zeigen, dass maßvoller Rotweingenuss das Herz und die Herzkranzgefäße schützt. Das Risiko für einen Herzinfarkt steigt jedoch, wenn Hochprozentiges konsumiert wird.«
- »Wein ist seit je das Getränk der Philosophen. Er beflügelt die Gedanken und schenkt neue Ideen. Außerdem beugt mäßiger Weingenuss Depressionen vor.«
- »In der altindischen Heilkunst des Ayurveda wird junger Wein geschätzt, da er die Verdauung fördert, Ängste und Sorgen vertreibt und die sexuelle Energie steigert.«
- »Um die Blutgefäße zu schützen und der Arteriosklerose vorzubeugen, braucht man keinen Alkohol – das funktioniert auch mit alkoholfreiem Bier oder Traubensaft.«

Alkohol – die Weglassliste

Diese Woche sollten Sie ganz konsequent auf sämtliche alkoholhaltigen Getränke und Speisen verzichten. Dazu gehören die folgenden:

- Alle Arten von Bier – ob Leicht-, Voll- oder Starkbier; selbst alkoholfreies Bier enthält Restalkohol und sollte besser nicht getrunken werden
- Rotwein, Weißwein, Roséwein, Schaumwein, Sekt, Champagner usw.
- Apfelwein (Cidre), Honigwein (Met)
- Likör
- Hochprozentiges wie Branntwein, Kognak, Obstbrände, Whiskey, Wodka usw.
- Longdrinks, Cocktails
- Alkoholhaltige Mischgetränke, Radler, Alkopops, Designer-Drinks usw.
- Süßigkeiten, die Alkohol enthalten, wie Schwarzwälder Kirschtorte, Pralinen mit Likörfüllung, Obstsalate, Schoko-Rum-Dessert, Weinschaumcreme usw.
- Alkoholhaltige Dressings und Saucen wie Kognaksaucen usw.

›› Sebastian – eine Woche (ganz) ohne Alkohol

Es war nicht das »ohne Alkohol«, sondern das »ganz ohne Alkohol«, mit dem ich ein paar Problemchen hatte. Die erste Entdeckung dieser Woche war, dass ich Bier bisher nicht wirklich mit dem Begriff »Alkoholkonsum« zusammengebracht hatte. Die zweite, dass es mir schwerfällt, mich abends zu entspannen, wenn ich einen stressigen Tag hatte und zum Abendessen Wasser statt Wein – oder besser gesagt: Wasser statt Bier – trinken muss. Ganz ohne Alkohol zu chillen – das war wirklich mal eine ganz neue Erfahrung für mich. Da dämmerte es mir, dass es nicht unbedingt der Geschmack ist, der mich zum Bier greifen lässt. Ich habe in der Woche zwischendurch doch einmal ein alkoholfreies getrunken, obwohl das ja auch auf der Weglassliste steht, weil ich wissen wollte, ob es wirklich nur der Biergeschmack war, der mir fehlt. War es nicht. Es war das Runterkommen – die Entspannung.

Die für mich wichtigste Erfahrung war aber, dass ich es doch »ganz ohne« geschafft habe. Es gab ein paar schwierige Situationen, etwa am Samstagabend nach dem Tennis, wo ich mit ein paar Leuten aus meinem Verein sonst immer noch ein Bierchen trinke; aber letztlich ging es doch erstaunlich gut.

Und damit kommen wir zu den positiven Wirkungen. Ich glaube, ich habe mich selbst noch nie so intensiv beobachtet wie in dieser Woche. Ich habe mich quasi mit mir angefreundet. Ständig habe ich mich so Sachen gefragt wie: Wie fühle ich mich gerade? Fehlt mir was, oder fühle ich mich gut? Worauf habe ich eigentlich wirklich Lust – was möchte ich essen und was trinken? Und woher kommt diese Lust denn? Will ich es, weil es nur so eine Gewohnheit ist, oder braucht mein Körper das jetzt?

Ich habe dann schon nach wenigen Tagen gemerkt, dass mir eigentlich nichts fehlt, wenn ich auf das Glas Bier oder Wein verzichte. Wenn Lust auftauchte, musste ich nur ein oder zwei Minuten warten, und schon war sie wieder verschwunden. Seither lasse ich mich längst nicht mehr so sehr von meiner spontanen Lust leiten.

In der Arbeit konnte ich mich in meiner Woche ohne Alkohol viel besser konzentrieren und abends, nach der Arbeit, habe ich mich manchmal gewundert, dass ich noch so viel Energie hatte und endlich einiges von dem erledigen konnte, was ich schon ewig vor mir hergeschoben hatte.

Interessant war auch, wie meine Freunde reagiert haben, als ich Ihnen von meiner alkoholfreien Woche erzählte. Ich hatte eigentlich mit Spott gerechnet, aber die waren alle sehr interessiert, wollten es ganz genau wissen und fanden meine Apfelschorle überhaupt nicht »unmännlich« – eher im Gegenteil.

Nachdem die Wirkungen mir immer besser gefallen haben, je länger ich dabei geblieben bin, habe ich die Minus-1-Woche dann einfach um eine Woche verlängert. Anschließend habe ich wieder Alkohol getrunken – allerdings sehr maßvoll.

Für die nächste Zeit habe ich mir vorgenommen, jetzt jeden Monat eine alkoholfreie Woche einzubauen. Ich glaube, dass ich mit deutlich weniger Alkohol auskomme – aber zum Antialkoholiker möchte ich dann auch wieder nicht werden. Jedenfalls noch nicht ...

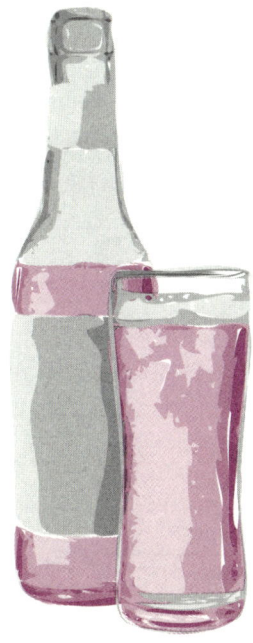

Mein Tagebuch zur Minus-1-Diät

In der Woche vom _____ bis _____ werde ich auf **Alkohol*** verzichten.

_____

(Unterschrift)

* Bier, Wein, Sekt, Hochprozentiges, Longdrinks, Cocktails, Cidre, alkoholhaltige Pralinen usw.

Welche Veränderungen fallen mir auf?

Achten Sie auf alle körperlichen und seelischen Signale und tragen Sie für jeden Tag ein, was zutrifft.

+ trifft völlig zu   **o** keine Veränderung   **–** trifft nicht zu

	Ich fühle mich…	1. Tag	2. Tag	3. Tag	4. Tag	5. Tag	6. Tag	7. Tag	Fazit
Energie	stärker	☐	☐	☐	☐	☐	☐	☐	☐
	wacher	☐	☐	☐	☐	☐	☐	☐	☐
	aktiver	☐	☐	☐	☐	☐	☐	☐	☐
Körper	fitter	☐	☐	☐	☐	☐	☐	☐	☐
	beweglicher	☐	☐	☐	☐	☐	☐	☐	☐
	gesünder	☐	☐	☐	☐	☐	☐	☐	☐
Psyche	glücklicher	☐	☐	☐	☐	☐	☐	☐	☐
	gelassener	☐	☐	☐	☐	☐	☐	☐	☐
	befreiter	☐	☐	☐	☐	☐	☐	☐	☐
Tagesbewertung		☐	☐	☐	☐	☐	☐	☐	☐

Die Bilanz am Ende der Woche

Vorübergehend völlig auf Alkohol zu verzichten
- ◯ tat mir sehr gut
- ◯ war eher gut als schlecht für mich
- ◯ hat keine spürbare Veränderung bewirkt
- ◯ war eher eine negative Erfahrung für mich
- ◯ hat mir nicht gutgetan

Körpergewicht vor und nach der Minus-1-Woche
Anfang [　　　　] kg   Ende [　　　　] kg   Differenz [　　　　] kg

Welche Verführungen waren in dieser Woche am größten?

\
\
\

Welche Erfahrungen waren besonders positiv?

\
\
\

Weitere Bemerkungen und Beobachtungen

\
\
\
\

7 . W o c h e

Eine Woche ohne Fleisch

Verzichten Sie diese Woche auf Fleisch und ernähren Sie sich einmal ausschließlich vegetarisch. Beobachten Sie, ob sich dadurch etwas verändert und was das möglicherweise ist. Achten Sie dabei jedoch nicht nur auf körperliche Veränderungen, sondern auch auf Ihre Stimmungen, Ihre Energie und wenn möglich sogar auf das, was Sie denken.

Sind Tiere zum essen da? Diese Frage hat die Welt schon vor Jahrtausenden in zwei Lager gespalten. Südlich der Alpen neigten die mediterranen Gesellschaften zur vegetarischen Lebensweise. Das Schlachten von Tieren und vor allem der Verzehr von rohem Fleisch galten dort lange Zeit als ungesittet. Den Barbaren nördlich der Alpen war das, wie nicht anders zu erwarten, wurst. Bei ihren Streifzügen durch die Wälder erlegten sie alles, was laufen kann – ob Reh, Hirsch, Wildschwein oder Fasan. Für die alten Germanen war Fleisch eben schon immer ein Stück Lebenskraft.

Auch heute noch lässt sich der Globus in Fleisch- und Pflanzenfresser einteilen – und das nicht nur im Tierreich. Während der eine nie und nimmer auf sein Schnitzel verzichten würde, bekennt sich der andere zum Vegetarismus und verzichtet auf Fleisch, Fisch und Geflügel oder gleich auf alle tierischen Produkte.

Und wer ist schlauer? Darüber streiten sich Ernährungsexperten, Ökonomen und Ethiker schon seit Langem. Klar ist, dass weltweit jene Völker die längste Lebenserwartung haben, die zwar regelmäßig, aber doch sehr mäßig zu Nahrungsmitteln tierischer Herkunft greifen. Ebenso klar ist aber, dass einige Völker so gut wie ausschließlich von Fisch oder Fleisch leben – wie etwa die Inuit oder die Massai. Zudem spricht einiges dafür, dass auch unsere Vorfahren aus dem Neandertal ganz ohne Gemüse, Müsli und Tofuprodukte überlebt haben, solange ihnen zumindest die Mammutsteaks nicht ausgingen.

Typisch Fleischesser?

Wie sieht er denn aus, der typische Fleischkonsument? Ist er dick? Nicht unbedingt. Hat er blutunterlaufene Augen? Wohl kaum. Eines ist aber sicher: Er ist ein Mann. Männer verzehren wesentlich öfter Fleisch als Frauen. »Fleischdiäten«, die auf Steaks und Salat bauen, wie etwa die Montignac- oder Atkins-Diät, sind bei Männern besonders beliebt.

Der aggressive, Fleisch essende Mann und die sanftmütige, vegetarisch lebende Frau ... An solchen Vorurteilen mangelt es nicht. Dem typischen Fleischesser wird nachgesagt, dass er grundsätzlich wenig Wert auf eine ausgewogene, gesunde Ernährung legt, dass er in erster Linie auf den Preis achtet, so gut wie nie selbst kocht, Fast Food liebt und jeden Obstteller links liegen lässt. Aber natürlich gibt es auch Frauen, auf die all das genauso zutrifft. Vor allem aber sind da noch all die Menschen, die zwar gerne mal ihr Hähnchen essen, aber dabei auf gute Qualität achten und keinesfalls den Obstteller, dafür aber den Imbissstand links liegen lassen. Und auch dafür, dass Vegetarier friedliebender und gelassener wären, gibt es militante Gegenbeispiele. So einfach ist die Sache also nicht.

Und der typische Vegetarier?

Den gibt es ebenso wenig wie den typischen Fleischesser. Weil alles Typische typischerweise zu kurz gedacht ist. Zum einen wäre da der »normale« Vegetarier, der zwar weder Fleisch noch Fisch, wohl aber Milch, Eier, Käse und Joghurt im Kühlschrank hat und Ovo-Lakto-Vegetarier heißt. Dann gibt es den ganz strengen Vegetarier, den Veganer, der völlig auf Produkte tierischen Ursprungs verzichtet. Und natürlich gibt es noch einige Zwischenstufen.

Vegetarier haben gute Gründe für ihre Ernährungsweise – allerdings oft sehr unterschiedliche. Die einen verzichten, weil sie Fleischprodukte schlichtweg »eklig« finden. Die anderen können Blutvergießen nicht verantworten. Viele haben den gesundheitlichen Aspekt im Auge – sie gehen davon aus, dass Vegetarier länger leben – was auch stimmt –, weil sie kein Fleisch essen – was so nicht stimmt. Und dann gibt es noch die Gruppe der Vegetarier, die die Massentierhaltung und die ineffiziente Art der Nahrungsmittelproduktion ankreiden; während Millionen von Menschen hungern, verfüttern wir Massen an Getreide an unser Schlachtvieh.

Was bedeutet das alles für die Minus-1-Diät?

- Wenn Sie Vegetarier sind, können Sie diese Woche natürlich überspringen.
- Wenn Sie Fleisch, Wurst, Fisch oder Geflügel essen, sollten Sie diese Woche einmal ganz darauf verzichten. Jetzt haben Sie es sicher gemerkt: In der Überschrift steht nur Fleisch, gemeint ist aber tatsächlich, dass Sie sich eine Woche lang vegetarisch ernähren sollten. Wohlgemerkt: Nicht vegan! Sie dürfen also ruhig Milch trinken, Joghurt löffeln und sich Ihr Käsebrot weiterhin

schmecken lassen. Verzichten Sie jedoch auf alles, was weglau-
fen, wegfliegen oder wegschwimmen kann. Die Details finden Sie
in der Weglassliste (siehe S. 163).

■ Es geht in dieser Woche nicht darum, Sie zum Vegetarismus zu
bekehren. Nicht dass es zu wenig Argumente gäbe, doch man
müsste lange und anstrengende Diskussionen führen: darüber,
ob ganz ohne Fleisch zu leben denn wirklich so gesund ist, wie
manch ein Vegetarier denkt; oder darüber, ob sich ein derart
komplexes System wie die globale Ernährungssituation wirklich
dadurch verbessern ließe, dass wir weniger Fleisch essen. Doch
in diese Diskussion wollen wir gar nicht erst einsteigen, denn wie
Sie inzwischen wissen, wollen wir Sie gar nicht von irgendetwas
überzeugen.

■ Wie immer geht es bei der Minus-1-Diät auch in der vegetarischen Woche darum, dass Sie Ihre eigenen Erfahrungen sammeln. Sie können die Minus-1-Diät als ein einfaches Ritual ansehen, um Ihren Alltagstrott zu durchbrechen und sich von alten
Essgewohnheiten zu befreien. Gerade im Sinne des Fastens ist
die Woche ohne Fleisch vielleicht besonders wichtig, da der Verzicht auf Fleischprodukte in den Fastenritualen aller Kulturen
von zentraler Bedeutung war. Fragen Sie sich deshalb: Wie geht
es mir ohne Fleisch, Geflügel und Fisch? Wie fühle ich mich damit? Was verändert sich dadurch? Gerade wenn Sie sehr oft und
viel Fleisch essen, werden Sie deutliche Signale empfangen. Doch
auch wenn Sie kein großer Fleischesser sind, gilt: Wenn Sie aufmerksam beobachten, werden Sie vermutlich einige interessante
Dinge bemerken. Und dann haben Sie ein paar Informationen
aus erster Hand, die Ihre Entscheidung im Umgang mit Fleisch
vielleicht stärker beeinflussen werden als alle vernünftigen Er-
wägungen zusammen.

Die kleine Welt der Fakten

- Aus ernährungsphysiologischer Sicht ist Fleisch eine hervorragende Quelle für hochwertiges Eiweiß, Zink und Eisen. Darüber hinaus liefern Fleischprodukte lebenswichtige Vitamine wie A, B1, B2, B6 und B12.

- Aus biologischer Sicht ist der Mensch ein Allesfresser (Omnivore). Er kann also sowohl tierische als auch pflanzliche Kost zu sich nehmen und verwerten.

- Wer regelmäßig Fleisch isst, sollte auf die Qualität achten. Das Fleisch aus biologischer, artgerechter Haltung enthält gesundheitsfördernde Omega-3-Fettsäuren, hat einen besseren Nährwert und deutlich weniger Schadstoffe.

- Der durchschnittliche Verzehr von Fleisch und Fleischprodukten liegt in Deutschland bei Männern bei etwas über 100 Gramm und bei Frauen bei etwas über 50 Gramm täglich.

- Im Islam und im Judentum wird auf den Genuss von Schweinefleisch verzichtet. Im Hinduismus, wo das Rind als heilig gilt, ist der Verzehr von Rindfleisch verpönt.

- Im Jahr 2007 ernährten sich in Deutschland laut Nationaler Verzehrstudie mit 20 000 Teilnehmern rund 1,6 Prozent der erwachsenen Bevölkerung vegetarisch. Der Anteil der Frauen war dabei gut doppelt so hoch wie der der Männer.

Die große Welt der Meinungen

Im Folgenden finden Sie viele widersprüchliche Meinungen zum Thema »Fleischkonsum«. Lassen Sie sich nicht verwirren, sondern nehmen Sie die Widersprüche als Anregung, Ihre eigenen Erfahrungen zu sammeln.

- »Fleischprodukte enthalten viel Fett. Fettkonsum steigert kurzfristig das Wohlbefinden, macht aber auch müde und träge.«
- »Fleisch muss nicht dick machen, das zeigen Diäten wie Atkins oder die Steinzeitdiät, die nach dem Prinzip viel Eiweiß und Fett, dafür wenig Kohlenhydrate die Pfunde purzeln lassen.«
- »Fleischesser sind oft übergewichtig. Nur wer bewusst zu fettarmen Geflügel- und Fleischsorten greift, kann sein Gewicht halten – das tun Fleischkonsumenten jedoch selten.«
- »Auf die Menge kommt es an! Der mäßige Genuss von Fleischprodukten macht niemanden krank – ganz im Gegenteil.«
- »Fleisch ist ein Stück Lebenskraft – und nur Fleisch macht dauerhaft richtig satt.«
- »Puddingvegetarier leben gefährlich. Statt sich vitalstoffreich zu ernähren, essen sie in erster Linie süße und fettige Snacks und nehmen dabei kräftig zu. Der Fleischverzicht allein ist eben noch lange keine Garantie für eine gesunde Ernährung.«
- »Hormone im Fleisch, rücksichtslose Massentierhaltung und Tiertransporte, Hungersnöte in der Dritten Welt – all das ließe sich vermeiden, wenn alle Menschen Vegetarier wären.«
- »Der Mensch ist ein Allesfresser. Schon in der Urzeit hat er spezielle Anti-Cholesterin-Gene wie das ApoE 3 entwickelt. Im Gegensatz zu Menschenaffen kann er daher auch große Fleischmengen essen, ohne dass sein Cholesterinspiegel rapide ansteigt und die Blutgefäße dabei verstopfen. Problematisch wird es erst, wenn über lange Zeit regelmäßig zu hohe Mengen an tierischem Eiweiß konsumiert werden.«
- »Vor allem Schweinefleisch enthält heute oftmals Antibiotika. Durch den Konsum können sich Resistenzen entwickeln, sodass die Antibiotika im Ernstfall nicht mehr wirken.«
- »Wer oft Fleisch isst, bekommt Gicht.«

- »Wer kein Fleisch isst, bekommt zu wenig Eiweiß und leidet leicht unter einem Eisenmangel. Vor allem Frauen müssen da aufpassen.«

- »Die vegetarische Ernährung ist der optimale Schutz vor Herz-Kreislauf-Krankheiten. Vegetarier wiegen weniger, bekommen seltener Krebs und leben länger als Fleischesser.«

- »Dass Vegetarier in Sachen Gesundheit, Gewicht und Anti-Aging in vielen wissenschaftlichen Studien besser abschneiden als Fleischkonsumenten, liegt an ihrer Lebensweise: Vegetarier leben insgesamt gesünder, sie rauchen seltener, bewegen sich mehr und trinken kaum Alkohol.«

- »Wer Fleisch isst, sollte unbedingt zwischen rotem oder dunklem und weißem Fleisch unterscheiden. Der Genuss von dunklem Fleisch von Rind, Schwein, Wild und Lamm erhöht das Krebsrisiko – das Gleiche gilt für geräucherte und gepökelte Fleischwaren. Weißes Fleisch von Geflügel und Fisch ist hingegen ungefährlich.«

- »Es gibt bis heute keinen zweifelsfreien, plausiblen Wirkmechanismus für den Zusammenhang von Fleischverzehr und Krebsrisiko. In Argentinien ließ sich bisher beispielsweise keine nennenswerte Häufung von Darmkrebs beobachten – und das obwohl der Pro-Kopf-Fleischkonsum sehr hoch ist und Fleisch in Argentinien seit je über offenem Feuer gegart wird.«

- »Vegetariern und vor allem Veganern droht eine riskante Mangelversorgung mit dem lebensnotwendigen Vitamin B12, die u. a. zu unheilbaren Nervenschäden führen kann.«

- »Die Vitamin-B12-Versorgung ist kein Problem. Das Vitamin ist nicht nur in Milchprodukten und Eiern, sondern beispielsweise auch in vergorenen Produkten wie Sauerkraut und in einigen Algen enthalten. Wer sich ausgewogen vegetarisch ernährt, muss keinen Mangel befürchten.«

Fleisch – die Weglassliste

Verzichten Sie diese Woche konsequent auf Folgendes:

- Rind- und Kalbfleisch
- Schweinefleisch
- Schaf-, Lamm- und Ziegenfleisch
- Wild wie Hirsch, Hase, Reh oder Wildschwein
- Geflügel und Wildgeflügel wie Huhn, Gans, Ente oder Pute (Truthahn), Fasan, Rebhuhn, Strauß, Perlhuhn
- Innereien aller Art
- Wurst und Wurstwaren, Aufschnitt und Dosenfleisch
- Fisch und Fischprodukte, Meeresfrüchte
- Saucen oder Dressings auf Fleisch-, Geflügel- oder Fischbasis

Veronika – mein letzter Schritt zur Vegetarierin

Natürlich weiß ich, dass die Minus-1-Diät prinzipiell nicht dazu dient, seine Essensweise von heute auf morgen komplett auf den Kopf zu stellen. Deshalb ist mein Beispiel sicher etwas außergewöhnlich, dennoch will ich kurz von meinen Erfahrungen berichten. Ich muss dazu allerdings erst mal ein bisschen ausholen.

Ich bin auf dem Land aufgewachsen – in Süddeutschland. Wir hatten unsere eigenen Schafe, die wir auch selbst geschlachtet haben. Fleisch zu essen gehörte so selbstverständlich zu meiner Kindheit und Jugend wie der sonntägliche Kirchgang.

Als junge Frau bin ich dann aus beruflichen Gründen in der Großstadt gelandet. Langsam fing ich damit an, meine Ernährung zu ändern. Ich habe viele Bücher zum Thema »gesunde Ernährung« gelesen und meinen zunächst sehr begrenzten Vorrat an Rezepten Schritt für Schritt erweitert. Eine Freundin hat mich dann irgendwann ziemlich unsanft mit der Nase auf die Problematik des Fleischessens gestoßen – ich habe da ein richtig schlechtes Gewissen bekommen.

Einige Zeit später habe ich angefangen, Yoga zu erlernen. Die Lehrer und Lehrerinnen in meinem Yogazentrum sind ausnahmslos bekennende Vegetarier – abgesehen davon, dass sie unglaublich gelenkig sind, strotzen sie geradezu vor Gesundheit und Energie.

Die Meinung meiner Eltern, dass man ohne Fleisch nicht gesund bleiben oder richtig anpacken kann, teile ich schon lange nicht mehr. So ganz habe ich es mit der Ernährungsumstellung dann aber doch nie durchgezogen. Auch wenn ich insgesamt weniger Fleisch gegessen habe – ein wenig Leberwurst, mal ein Bratengericht oder ein halbes Hähnchen vom Grillstand im Einkaufszentrum habe ich mir regelmäßig gegönnt. Bis mir dieses Buch in die Hände fiel …

Nach einigen aufschlussreichen Minus-1-Wochen ohne Zucker, Alkohol oder Fast Food bin ich schließlich bei der vegetarischen Woche gelandet und da dachte ich mir: Schluss, Veronika – jetzt wird's ernst! Ob zu Hause, in der Kantine, im Supermarkt oder unterwegs – alles, was auch nur entfernt nach Fleisch, Wurst, Hühnchen oder Fisch aussah, habe ich nicht mehr angerührt. Ich habe einfach mehr Salate gegessen, ein paar neue Gemüse- und Getreiderezepte ausprobiert und mir sogar mal Sojawürstchen gekauft, weil ich zum Grillen eingeladen war. Und das Verrückte ist: Je mehr ich darauf geachtet habe, was ich kaufe oder esse, desto mehr Spaß hat das Ganze mir gemacht.

Das Minus-1-Tagebuch hat mir sehr geholfen. Dass ich durch die fleischlose Kost schnell Pfunde verloren und eine bessere Verdauung bekommen habe, hätte ich wahrscheinlich auch ohne Tagebuch gemerkt. Dass ich mich aber so viel wohler, leichter und energiegeladener fühle, wäre mir vielleicht entgangen. Und ehrlich gesagt

habe ich auch ein viel besseres Gewissen bekommen, als ich aufge-
hört habe, Fleisch zu essen. Ich bin ja schon lange gegen Massentierhaltung, Tiertransporte und bin mir auch der Probleme bewusst,
die unser Fleischkonsum für die Umwelt hat – allerdings hätte ich
es nur vom Kopf her wohl nicht geschafft. Ich musste auch spüren,
wie ich mich »ohne Fleisch« fühle. Die Erfahrungen waren durch-
weg positiv. Vor allem aber bin ich zum ersten Mal wirklich ins kal-
te Wasser gesprungen. Ich habe nicht lange überlegt, sondern es
einfach gemacht. Dabei habe ich schnell gemerkt, dass es gar nicht
schwierig ist, ohne Fleisch zu leben.
Am Ende jeder Minus-1-Woche soll man ja eine Entscheidung treffen. Wenn ich es richtig verstanden habe, kann man sich ja auch
dazu entscheiden, nichts zu ändern und alles beim Alten zu belassen.
Ich habe allerdings ziemlich genau das Gegenteil gemacht, denn ich
habe mich entschieden, den Rest des Jahres – immerhin noch über
sechs Monate – nur noch vegetarisch zu essen. Diese Entscheidung
hat sich genau richtig für mich angefühlt, denn inzwischen ist mir
klar, dass dieser Schritt eigentlich schon lange anstand.

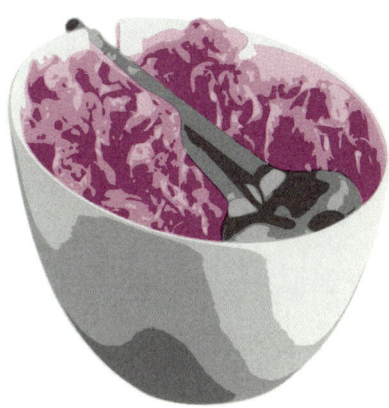

Mein Tagebuch zur Minus-1-Diät

In der Woche vom _____ bis _____ werde ich
auf **Fleisch*** verzichten.

_____
(Unterschrift)

* Fleisch, Geflügel, Fisch, Wurst, Fleischwaren usw.

Welche Veränderungen fallen mir auf?

Achten Sie auf alle körperlichen und seelischen Signale und tragen
Sie für jeden Tag ein, was zutrifft.

+ trifft völlig zu   **o** keine Veränderung   **–** trifft nicht zu

	Ich fühle mich…	1. Tag	2. Tag	3. Tag	4. Tag	5. Tag	6. Tag	7. Tag	Fazit
Energie	stärker	☐	☐	☐	☐	☐	☐	☐	☐
	wacher	☐	☐	☐	☐	☐	☐	☐	☐
	aktiver	☐	☐	☐	☐	☐	☐	☐	☐
Körper	fitter	☐	☐	☐	☐	☐	☐	☐	☐
	beweglicher	☐	☐	☐	☐	☐	☐	☐	☐
	gesünder	☐	☐	☐	☐	☐	☐	☐	☐
Psyche	glücklicher	☐	☐	☐	☐	☐	☐	☐	☐
	gelassener	☐	☐	☐	☐	☐	☐	☐	☐
	befreiter	☐	☐	☐	☐	☐	☐	☐	☐
Tagesbewertung		☐	☐	☐	☐	☐	☐	☐	☐

Die Bilanz am Ende der Woche

Vorübergehend völlig auf Fleisch zu verzichten
- ◯ tat mir sehr gut
- ◯ war eher gut als schlecht für mich
- ◯ hat keine spürbare Veränderung bewirkt
- ◯ war eher eine negative Erfahrung für mich
- ◯ hat mir nicht gutgetan

Körpergewicht vor und nach der Minus-1-Woche

Anfang ⬡ kg   Ende ⬡ kg   Differenz ⬡ kg

Welche Verführungen waren in dieser Woche am größten?

_____

_____

_____

_____

Welche Erfahrungen waren besonders positiv?

_____

_____

_____

_____

Weitere Bemerkungen und Beobachtungen

_____

_____

_____

_____

8 . W o c h e

Eine Woche ohne Zusatzstoffe

Verzichten Sie diese Woche auf sämtliche Zusatzstoffe wie Konser-
vierungsstoffe, Farbstoffe oder Geschmacksverstärker. Beobachten
Sie, ob sich dadurch etwas verändert – in Ihrem Körper, Ihren Ge-
fühlen oder vielleicht auch in Ihrer Einstellung zu Nahrungsmitteln.
In der letzten Minus-1-Woche sollten Sie alle Zusatzstoffe aus Ihrer
Ernährung streichen. Das kann schwieriger werden, als es scheint,
denn es gibt nur noch wenige Nahrungsmittel ohne Chemie. Außerdem müssen Sie in dieser Woche besonders genau in sich hineinspü-
ren: Wir haben uns so sehr an denaturierte Lebensmittel gewöhnt,
dass die Wirkungen des Zusatzstoffe-Cancelns zunächst sehr subtil
sein können.
Am besten sehen Sie die abschließende Minus-1-Woche als ein kleines Experiment an: Besorgen Sie sich eine Lupe und staunen Sie
beim Gang durch den Supermarkt über die langen Listen der Nährwertangaben auf nahezu allen Verpackungen. Schärfen Sie Ihr Bewusstsein für das, was üblicherweise auf Ihrem Teller landet.

Alles Chemie?

Man vergisst es ja oft, aber eigentlich entstammen alle unsere Nah-
rungsmittel Mutter Natur. Nicht dass Tomatensuppen aus der Tüte
tatsächlich noch viel mit Tomaten, Orangenlimonade mit echten
Orangen oder das gelbliche Pulver, das mit Wasser vermischt zu
Kartoffelpüree wird, mit richtigen Kartoffeln zu tun hätte – doch
Spuren der ursprünglichen Lebensmittel sind tatsächlich meist noch

enthalten. Und der Rest? Reine Chemie. Da haben die Lebensmittel-chemiker ganze Arbeit geleistet, weshalb sie sich heute auch schon mal Food Designer nennen dürfen.

Damit das alles nicht zu negativ klingt, werden stark bearbeitete Lebensmittel als wahre Heilmittel angepriesen: »mit lebensnotwendigen Vitaminen«, »probiotisch«, »cholesterinfrei« oder »zuckerfrei« – na, das klingt doch gleich viel besser als »mit Zyklamat«, »enthält E 300« oder »garantiert mit Phosphorsäure angereichert«!

Natürlich wäre es zu einfach, der Lebensmittelindustrie den schwarzen Peter zuzuschieben. Die reagiert lediglich auf neue Bedürfnisse des Markts, wenngleich sie diese gerne kräftig schürt. Aber mal ehrlich: Ist Ihnen die Instant-Suppe nicht auch lieber, als eine halbe Stunde lang in der Küche zu stehen? Greifen Sie nicht auch lieber zur Marmelade aus dem Regal, statt in tagelanger Arbeit selbst Johannisbeeren zu sammeln und einzukochen? Sicher: Manchmal kann man es mit der Bequemlichkeit auch übertreiben – ein wenig Olivenöl, Rotweinessig und eine Handvoll frischer Kräuter an den Salat zu geben dauert auch kaum länger, als die Flasche mit dem Fertigdressing zu schütteln. Aber schneller geht es eben doch immer noch mit Fertigmischungen.

In dieser Woche wollen wir Ihnen eine naturbelassene, ursprüngliche Ernährung ans Herz legen. Je stärker unsere Lebensmittel bearbeitet werden, desto mehr ihrer Bioaktiv- und Ballaststoffe bleiben nämlich auf der Strecke. Werden dann künstliche Vitamine und Mineralstoffe zugesetzt, heißt das noch lange nicht, dass die Produkte »gesünder« wären. Die natürliche Zusammensetzung der Lebensmittel ist durch nichts zu ersetzen.

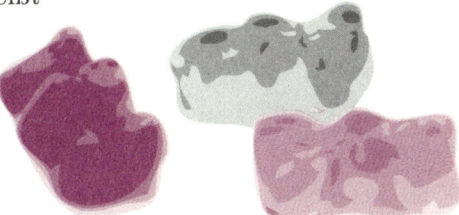

Ein Vorteil der Minus-1-Diät ist, dass wir uns dessen, was wir essen, bewusster werden. Dies gilt vor allem für die Woche ohne Zusatzstoffe. Beim Einkauf mit der Lupe – die Zutatenlisten auf den Packungen sind immer winzig klein gedruckt, falls Sie also keine Adleraugen haben ... – werden Sie entdecken, dass es kaum noch Waren gibt, die nicht entweder Konservierungs-, Aroma- und Farbstoffe oder Geschmacksverstärker und Süßstoffe oder alles zusammen enthalten.

Aus offizieller Sicht sollte Sie das nicht beunruhigen. Auch wenn sich manche Zutatenlisten wie Chemiebücher lesen, sind die Substanzen nach heutigem Stand der Wissenschaft unbedenklich. Vieles dient nur der Haltbarkeit, und bevor wir verfaulte oder verschimmelte Nahrungsmittel essen, sind ein paar Konservierungsstoffe allemal das kleinere Übel. Ohne Stabilisatoren, Emulgatoren und Verdickungsmittel würden Desserts aus dem Kühlregal in sich zusammenfallen oder Dressings sich in ihre öl- und wasserhaltigen Teile aufspalten. Wir könnten noch unappetitlichere Beispiele nennen, aber das lassen wir lieber.

Rechtlich gesehen dürfen in Europa – für »Europa« stehen übrigens auch die E-Nummern – Lebensmitteln Substanzen zugesetzt werden, sofern das auf der Verpackung ersichtlich ist. Es ist also völlig legitim, den Geschmack von Bratensaucen mit Glutamat aufzupeppen oder den Kuchen mittels Betakarotin in einer leuchtenden Farbe erstrahlen zu lassen. Die Frage ist nur: Brauchen Sie das? Schmeckt ein gut gewürztes Gericht nicht auch ohne Glutamat? Sind zwei Eier mehr im Kuchen nicht vielleicht die bessere Alternative zum Farbstoff?

Ehrlich gesagt sind Zusatzstoffe auch wieder nicht ganz so unbedenklich, wie es scheint: Verbraucherzentralen warnen vor rund 50 Zusatzstoffen in Lebensmitteln, die Allergien oder Asthma bronchiale auslösen bzw. verstärken können. Andere Substanzen, etwa E 123, der rote Farbstoff Amaranth, stehen in Verdacht, krebserregend zu sein. Zudem werden Aromastoffe, Geschmacksverstärker und Süßstoffe verdächtigt, einiges mit der epidemieartigen Ausbreitung von Übergewicht zu tun zu haben. Da also noch viele Fragen offen sind, ist es höchste Zeit, eigene Erfahrungen zu machen.

Zurück zur Natur

Eine Woche lang auf Zusatzstoffe zu verzichten ist ein Schritt zurück zur Natur. Und dieser Schritt ist manchmal unbequem. So unbequem wie vom Auto aufs Fahrrad umzusteigen. Oder die Neonröhren auszuschalten und die Kerzen anzuzünden. Nur nicht immer so romantisch. Doch keine Sorge: Sie müssen und sollen nicht zurück in die Steinzeit. Die Ernährungsweise, die wir Ihnen für diese Woche empfehlen, ist alles andere als steinzeitlich. Es genügt, ein oder zwei Generationen zurückzugehen. Essen Sie, wie Ihre Großeltern es noch getan haben: Kaufen Sie auf dem Markt ein, gerne auch ganz nostalgisch mit Korb statt mit Plastiktüte, und kochen Sie mit einfachen Zutaten. Hier noch ein paar Tipps:

- Kaufen Sie vor allem Grundnahrungsmittel ein. Greifen Sie zu frischem Gemüse, Obst, Getreide, Vollmilch, Naturjoghurt usw.
- Entscheiden Sie sich jeweils für die natürliche Variante: Wählen Sie statt Fruchtquark Naturquark, statt Alkopops Bier, das nach dem Reinheitsgebot gebraut wurde, statt Dosengemüse frisches Gemüse, statt Kräuterdressing echte Kräuter usw.
- Kaufen Sie diese Woche möglichst oft im Bioladen ein. Legen Sie Wert auf Qualität und entscheiden Sie sich für Produkte aus biologisch-dynamischem Anbau, für Eier aus Bodenhaltung und Fleisch aus artgerechter, ökologischer Tierhaltung.

- Kochen Sie selbst, backen Sie selbst, würzen Sie selbst. Meiden Sie Restaurants – vor allem Kantinen, Imbissstuben, Snackbars oder ähnliche Fast-Food-Tempel.
- Studieren Sie beim Einkaufen die Zutatenlisten auf der Verpackung. Je länger sie sind, desto wahrscheinlicher sind künstliche Zusatzstoffe enthalten.

Zusatzstoffe – die Weglassliste

Die Liste der Zusatzstoffe ist lang; sie hier alle aufzuzählen würde den Rahmen des Buches sprengen. Im Folgenden finden Sie deshalb nur die wichtigsten Hinweise auf Produkte bzw. Inhaltsstoffe, die Sie diese Woche vermeiden sollten:

Instant-Produkte Dazu gehören praktisch alle pulverisierten Produkte aus der Tüte oder dem Töpfchen für die schnelle Küche. Ebenso Mikrowellenmenüs, Fixprodukte, Instant-Saucen, Instant-Tee, Instant-Kaffee usw.

Fertigprodukte Dazu zählen Dosenravioli, Dosensuppen, Tiefkühlpizza u. Ä.

Light-Produkte Dazu gehören sämtliche kalorienreduzierten Getränke und Speisen, die Süßstoffe, Zuckeraustauschstoffe, Aromen und/oder Stabilisatoren enthalten oder fettreduziert sind, denn auch das geht nicht ohne ausgefeilte Technik.

Functional Food Diese Lebensmittel wurden im Labor künstlich aufgepeppt und versprechen Fitness. Dazu gehören pro- oder präbiotische Milchprodukte, Brot mit Omega-3-Fettsäuren, Multifunktionssäfte, ACE-Säfte, Margarine mit Pflanzensterolen, Süßigkeiten mit Inhaltsstoffen des Ginkgobaums, Snacks und Drinks mit zusätzlichen Inhaltsstoffen wie Vitaminen, Isoflavonoiden, Lykopin, Katechinen, Resveratrol usw.

Gentechnisch veränderte Nahrungsmittel Dazu zählen transgene Tomaten oder Zucker aus genmanipulierten Zuckerrüben etc.

Achten Sie beim Einkauf insbesondere auf Zusätze, die mit E gekennzeichnet sind; davon gibt es in der Europäischen Union derzeit mehr als 300:

- Antioxidationsmittel wie Askorbinsäure (E 300), Tokopherol (E 306), Gallate (E 310 bis 312) oder Buthylhydroxitoluol BHA (E 321)
- Backtriebmittel wie E 363, E 450 bis 456, E 500 oder E 503
- Emulgatoren wie Lezithin (E 322)
- Farbstoffe wie Tartrazin (E 102), Lutein (E 161b) oder Beetenrot (E 162)
- Geschmacksverstärker wie Glutamate (E 621 bis 625)
- Konservierungsstoffe wie Sorbinsäure (E 200) und deren Salze (E 202 bis 203), Benzoesäure (E 210 bis 213), PHB-Ester und Verbindungen (E 214 bis 219), Schwefeldioxid und Sulfitverbindungen (E 221 bis 228)
- Nitrate und Nitritpökelsalze: Kaliumnitrat oder Salpeter (E 252)
- Phosphate wie Phosphorsäure (E 338) oder Monophosphate (E 339 bis 341)
- Verdickungsmittel wie Alginsäure, Alginate (E 400 bis 404) oder Agar Agar (E 406)

Verzichten Sie außerdem auf Folgendes:

Aromastoffe Ob »künstlich«, »natürlich« oder »naturidentisch« – sie kommen alle aus dem Labor. Lediglich die Rohstoffe unterscheiden sich. Ab 2011 wird es in der EU deshalb auch nur noch die Bezeichnung »Aromen« geben.

Süßstoffe wie Saccharin, Zyklamat, Aspartam (siehe S. 96)

Zuckeraustauschstoffe wie Sorbit oder Mannit (siehe S. 96)

Vitaminzusätze beispielsweise mit Vitamin A, C, E oder Betakarotin

Achtung: Es gibt zudem noch Lebensmittel, die keine Zutatenliste benötigen, obwohl sie Zusätze enthalten können. Dazu gehören beispielsweise Wein und Schnäpse, einzeln verkaufte Süßigkeiten wie Schokoladenosterhasen oder Bonbons sowie kleine Portionspackungen, nicht nur am Frühstücksbüfett im Hotel, sondern auch im Supermarkt.

» Susanne – eine Woche ohne Supermarkt

Eine Woche ohne Zusatzstoffe zu leben war ganz schön anstrengend. Nachdem ich mit Lesebrille Vorratskammer und Kühlschrank inspiziert hatte, war ich erst einmal ratlos: Meine Marmelade enthält Zitronensäure, die Brühwürfel sind zwar »cholesterinfrei«, enthalten aber den Geschmacksverstärker Mononatriumglutamat, die Schokolade beinhaltet den Emulgator Soja-Lezithin und sogar mein Balsamicoessig kommt nicht ohne Farbstoff (E 150d) und Antioxidationsmittel (Schwefeldioxid) aus.

In der Schule war ich in Chemie nicht gerade eine Leuchte, aber ich habe inzwischen einiges nachgeholt. Nachdem ich entdeckt habe, dass ich im Supermarkt nicht weit komme, bin ich schließlich ganz auf Biokost umgestiegen. Es ist erstaunlich, wie viel weniger Zusätze man im Naturkostladen findet – ganz frei von Zusatzstoffen sind jedoch auch viele Bioartikel nicht.

Nachdem ich jetzt alle acht Minus-1-Diät-Wochen hinter mir habe, habe ich gemerkt, wie viele Überschneidungen es gab. In der zuckerlosen Woche kann man beispielsweise viele alkoholische Getränke wie Cocktails oder Mixgetränke nicht trinken. Die Woche ohne Fast Food war bei mir zugleich auch eine Woche (fast) ohne Fleisch. Aber die Woche ohne Zusatzstoffe, die überschnitt sich mit fast allem: Wenn Sie nämlich streng auf Konservierungs-, Farb-,

Aromastoffe usw. verzichten, müssen Sie eigentlich gleichzeitig auf Fast Food und die meisten Süßigkeiten verzichten. Und auch in vielen Milchprodukten stecken Zusatzstoffe, nicht nur in gesüßten, sondern beispielsweise auch in fettreduzierten.

Während ich in der zucker-, fleisch- und milchfreien Woche ordentlich abgenommen habe, hat sich mein Gewicht in der Woche ohne Zusatzstoffe wenig verändert. Dafür aber mein Einkaufsverhalten: Ich habe noch nie so viel auf dem Markt und im Bioladen gekauft.

Eine Erfahrung fand ich jedoch besonders beeindruckend: Ich leide seit einigen Jahren an leichtem Asthma. In der Apotheke gab man mir ein Antiallergikum, mit dem es mir auch deutlich besser ging, sodass ich immer zu faul war, zum Arzt zu gehen, zumal ich mich ansonsten pudelwohl fühle. Manchmal habe ich das Mittel genommen, manchmal nicht – aber so ganz ohne Beschwerden war ich nie. Am Ende meiner »Naturwoche«, als ich konsequent auf alle Zusatzstoffe verzichtet hatte, fiel mir auf einmal auf, dass ich so frei und tief atmen konnte wie lange nicht mehr. Von Asthma keine Spur mehr, obwohl ich in dieser Woche keine Medikamente genommen hatte. Je mehr ich darüber nachdenke, desto mehr glaube ich, dass meine Beschwerden sehr viel weniger mit dem Pollenflug als mit bestimmten Chemikalien im Essen zu tun haben dürften. Zwar weiß ich noch nicht genau, mit welchen, aber auf jeden Fall werde ich der Sache noch nachgehen.Etwas erschreckend an dieser Woche fand ich, dass es heute sehr schwierig ist, »chemiefreie« Nahrungsmittel zu bekommen. Inzwischen kenne ich aber einige Tricks, und der wichtigste lautet: »Mehr Frischkost, weniger Konserven«.

Mein Tagebuch zur Minus-1-Diät

In der Woche vom _____ bis _____ werde ich
auf **Zusatzstoffe*** verzichten.

_____

(Unterschrift)

* Zusatzstoffe in Form von Konservierungs-
mitteln, Aromen, Farbstoffen, Vitamin-
zusätzen; Instant-Produkte, Light-Produkte, Geschmacksverstärker usw.

Welche Veränderungen fallen mir auf?

Achten Sie auf alle körperlichen und seelischen Signale und tragen
Sie für jeden Tag ein, was zutrifft.

+ trifft völlig zu   o keine Veränderung   – trifft nicht zu

	Ich fühle mich…	1. Tag	2. Tag	3. Tag	4. Tag	5. Tag	6. Tag	7. Tag	Fazit
Energie	stärker	☐	☐	☐	☐	☐	☐	☐	☐
	wacher	☐	☐	☐	☐	☐	☐	☐	☐
	aktiver	☐	☐	☐	☐	☐	☐	☐	☐
Körper	fitter	☐	☐	☐	☐	☐	☐	☐	☐
	beweglicher	☐	☐	☐	☐	☐	☐	☐	☐
	gesünder	☐	☐	☐	☐	☐	☐	☐	☐
Psyche	glücklicher	☐	☐	☐	☐	☐	☐	☐	☐
	gelassener	☐	☐	☐	☐	☐	☐	☐	☐
	befreiter	☐	☐	☐	☐	☐	☐	☐	☐
Tagesbewertung		☐	☐	☐	☐	☐	☐	☐	☐

Die Bilanz am Ende der Woche

Vorübergehend völlig auf Zusatzstoffe zu verzichten
◯ tat mir sehr gut
◯ war eher gut als schlecht für mich
◯ hat keine spürbare Veränderung bewirkt
◯ war eher eine negative Erfahrung für mich
◯ hat mir nicht gutgetan

Körpergewicht vor und nach der Minus-1-Woche
Anfang (⎽⎽⎽⎽⎽) kg   Ende (⎽⎽⎽⎽⎽) kg   Differenz (⎽⎽⎽⎽⎽) kg

Welche Verführungen waren in dieser Woche am größten?

_____

_____

_____

_____

Welche Erfahrungen waren besonders positiv?

_____

_____

_____

_____

Weitere Bemerkungen und Beobachtungen

_____

_____

_____

_____

_____

Kapitel 6

Weitere Zivilisationsfallen durchschauen

Wenn Sie Erfahrungen mit der Minus-1-Diät gesammelt haben, bekommen Sie möglicherweise Lust auf mehr vom Weniger. Wir haben uns in diesem Buch auf das wichtige Thema »Ernährung« konzentriert, doch das Minus-1-Prinzip funktioniert auch in anderen Lebensbereichen.

Sicher ist Ihnen schon aufgefallen, dass wir heute trotz aller echten oder herbeigeredeten Krisen im Überfluss leben. Wohin wir auch blicken, finden wir das Gleiche vor: ein Überangebot, das unsere Sinne verwirrt und uns orientierungslos zurücklässt. Im Grunde scheint es ja geradezu paradiesisch: Wir können uns jederzeit über alles informieren, uns rund um die Uhr je nach Geschmack durch Musik, Shows, Diskussionen, Informationen und Dokumentationen unterhalten lassen. Jederzeit können wir, wo immer wir auch sind, Freunde, Bekannte und Geschäftspartner mit unserem Handy anrufen. Wenn es uns nach Berggipfeln oder nach dem Badesee zumute ist, setzen wir uns ins Auto und sind im Nu da – außer, wenn wir mal wieder im Stau stecken bleiben. Und wenn uns das alles zu viel wird, können wir rund um die Uhr jammern oder, wie es uns die Werbung nahelegt, so lange unsere Wohnung schrubben, bis jeder Winkel keimfrei ist.

Nicht nur beim Essen zeigt es sich, dass weniger oft mehr sein kann. Und dann stellen wir fest, dass uns all das Angenehme im Überfluss nicht mehr glücklich macht. Dieser Gedanke taucht bei den meisten Menschen dann und wann auf – und ist meist genauso schnell wieder vergessen. Auch da ist es wie beim Essen: Wir haben uns feste Verhaltensmuster zugelegt, die durch Gewöhnung längst Besitz von uns ergriffen haben. Um diese Verhaltensmuster zu durchbrechen und festzustellen, was uns wirklich guttut und was eher lästig ist, ist natürlich auch hier Achtsamkeit der Königsweg. Die Methode, zu mehr Achtsamkeit zu gelangen, kennen Sie ja: das Minus-1-Prinzip. Hier folgen nun einige Anregungen, wie Sie dieses Prinzip auch jenseits Ihres Speiseplans anwenden können, um typische Zivilisationsfallen zu erkennen und ihnen – falls Sie das möchten – zu entwischen.

Eine Woche ohne Jammern

Haben Sie schon einmal versucht, eine Woche lang ganz auf Meckern, Klagen und Jammern zu verzichten? Ganz gleich, ob es um drängelnde Autofahrer, überfüllte Wartezimmer oder Ihren griesgrämig dreinblickenden Partner geht – Sie können eine Menge seelischen Ballast abwerfen, wenn Sie das Minus-1-Prinzip anwenden, um Ihren inneren Widerständen zu widerstehen.

Vielleicht gehören Sie ja zu den sonnigen Gemütern, denen Jammern völlig fremd ist – Glückwunsch! Diese Minus-1-Woche wird Ihnen dann sicher extrem leichtfallen, und vielleicht sollten Sie sie gleich ganz überspringen. Für die meisten gehört Jammern jedoch zum Alltag. Und es fehlt ja auch tatsächlich nicht an Gründen, sich die Haare zu raufen. Falls Ihnen keiner einfällt, genügt ein Blick in die Tageszeitung. Das Problem ist nur, dass Ihre Haare nichts dafür können. Und natürlich, dass Ihr Gejammer die Welt kein bisschen besser, Ihre Stimmung dafür jedoch deutlich schlechter macht.

Wenn Sie sich über einen Zustand ärgern, wäre die natürliche Konsequenz, die Ärmel hochzukrempeln und das Problem zu beseitigen. Oder, wenn das nicht möglich ist – also meistens –, den Kopf zu schütteln und die Ruhe zu bewahren.

Eine Woche nicht klagen und jammern – das ist gar nicht so einfach. Denn ebenso wie Alkoholgenuss oder Zuckerkonsum ist auch das Jammern eine Gewohnheit, ein tief sitzendes Muster. Je nachdem, wie stark diese Gewohnheit ist, kann das Ihre Achtsamkeit ganz schön fordern. Machen Sie es sich für diese eine Woche zur Gewohnheit, Ihre Achtsamkeit immer wieder aufs Neue auf Ihre Gedanken und Gefühle zu richten. Und sobald Sie merken, dass Sie innerlich gegen das, was ist, zu kämpfen beginnen, atmen Sie tief durch und sagen innerlich: »Stopp – jetzt nicht!«

Ob im Stau, bei einem Telefonat, im Supermarkt oder auf der Waage – wann immer Sie sich in dieser Woche bei negativen Gedanken oder Gefühlen ertappen, sollten Sie diesen keine Chance geben zu wachsen. Konzentrieren Sie sich stattdessen auf die gegenteilige Botschaft und sagen Sie sich innerlich: »Alles ist vollkommen okay so, wie es ist.« Oder: »Es ist, wie es ist – das ist schon in Ordnung.« Ebenso wie bei den anderen Minus-1-Wochen sollten Sie natürlich auch bei der jammerfreien Woche darauf achten, was sich verändert. Wie verändern sich Ihre Gedanken und wie Ihre Gefühle, wenn Sie aufhören, Ihren negativen inneren Dialogen wie Jammern oder Grübeln Energie zu schenken? Und was verändert das in Ihrer Beziehung zu anderen Menschen?

Eine Woche ohne Fernsehen

Es gibt tatsächlich Menschen, die keinen Fernseher besitzen – oder einen hatten und ihn dann abgeschafft haben. Bislang konnte man keine schweren seelischen Schäden bei diesen Leuten feststellen. Eher im Gegenteil.

Gut – Sie persönlich sehen sich natürlich nur wertvolle Sendungen an. Sie bilden sich, informieren sich, und dann und wann darf es auch einmal ein anspruchsvoller Film sein. Sie sehen sich keine Telenovelas an, keine Shows, keine Sit-Coms, keine Trash-Talkshows und auch keine volkstümlichen Hitparaden. Und dennoch: Versuchen Sie, diese Woche doch einmal ganz aufs Fernsehen zu verzichten, und achten Sie darauf, was sich dabei für Sie verändert.

Beobachten Sie: Fällt es Ihnen schwer, sich nicht berieseln zu lassen? Was vermissen Sie ganz besonders? Wie nutzen Sie Ihre neuen Freiräume? Wird Ihnen langweilig? Stellen Sie vielleicht nach ein paar Tagen fest, dass Sie mehr Zeit für interessante Tätigkeiten, Ihre Freunde oder Ihre Familie haben? Oder sogar, dass Sie sich erleichtert fühlen, dass nun nicht mehr so viele Bilder, Töne, Ideen, Geschichten und Informationen Ihr Gehirn überfluten?

Studien haben gezeigt, dass ein Leben ohne Fernseher vieles verändert: Stress, Nervosität, Unausgeglichenheit und Schlafstörungen lösen sich auf. Die Konzentration verbessert sich, und sogar die Intelligenz scheint zu profitieren. Außerdem werden Ängste und Sorgen deutlich verringert. Manche Menschen verlieren sogar Gewicht, wenn sie aufs Fernsehen verzichten. Das mag damit zusammenhängen, dass TV, Chips und Bier – oder TV, Schokolade und Cola – oft eine unselige Koalition eingehen. Vielleicht liegt es aber auch daran, dass man eher einmal einen Spaziergang um den Block macht, wenn man abends nicht vor dem Fernseher sitzt.

Richten Sie Ihre Achtsamkeit diese Woche auf die Gefühle, die die TV-Diät bei Ihnen auslöst. Bleiben Sie konsequent: eine Woche lang keine Tagesschau, keine Tierdoku mit süßen Eisbärbabys, nicht einmal ein wichtiges Fußballspiel … und auch nicht der Filmklassiker, der endlich einmal im Fernsehen gezeigt wird.

Fällt Ihnen das schwer? Kein Problem – dann wissen Sie jetzt, dass es Ihnen schwerfällt. Fällt es Ihnen leicht? Dann ist das natürlich erst recht kein Problem. Worauf es nämlich ankommt, ist Ihre Achtsamkeit. Stellen Sie sich der Erfahrung und beobachten Sie, ob sich Ihre Gedanken, Ihre Stimmungen oder Ihre Energie verändern. Halten Sie Ihre Eindrücke in Ihrem Minus-1-Tagebuch fest.

Übrigens: Schummeln gilt nicht – das Internet als Fernsehersatz zu nutzen ist natürlich auch tabu! Ebenso sollte in dieser Woche der DVD-Player schweigen.

Eine Woche ohne Internet

Das Internet ist schon eine sensationelle Sache. Es hat die Welt verändert. Mit einem schnellen Internetanschluss hat man Zugriff auf die neuesten Neuigkeiten, auf aktuelle Informationen, auf Wörterbücher und Lexika aller Sprachen. Natürlich auch auf absurdeste Desinformationen, Verschwörungstheorien, Pornografie, Gewaltverherrlichung und mehr oder weniger subtile Werbung. Man findet Augenblicke der Weltgeschichte, beispielsweise John F. Kennedys berühmte »Ich bin ein Berliner«-Rede oder den Fall der Mauer. Man kann Künstler sehen, die vor über 80 Jahren auftraten, oder Künstler, die in diesem Augenblick im Live-Stream zu sehen sind. Man kann die große Liebe oder die große Enttäuschung dort finden. Film, Fernsehen, Radio, Bücher und Zeitungen, Post und Telefon – im Internet gibt es fast alles.

Eine Woche ohne Internet ist heute wie eine Zeitreise. Vor allem auch wegen der Mails, die bei vielen Menschen Briefe völlig ersetzt haben. Doch man kann tatsächlich ohne Internet leben. Zumindest eine Woche lang. Und wer geschäftlich wirklich auf seinen Mailverkehr angewiesen ist, kann sich zumindest ausschließlich auf den Abruf seines Mailprogramms beschränken, ohne dabei noch schnell auf den Wetterbericht zu klicken.

Vielleicht werden Sie feststellen, dass eine surffreie Woche Sie dazu ermuntert, in ganz anderen Gebieten zu surfen: durch den Wald, in die Bücherei, an den See oder in die Arme Ihres Partners ...

Eine Woche ohne Zeitungen und Zeitschriften

Für gar nicht einmal so wenige Menschen ist die tägliche Zeitungslektüre oder ihr Internet-Äquivalent ein unverzichtbarer Teil des Morgenrituals. Für sie ist die Morgenzeitung mindestens so wichtig wie das Frühstücksei. Andere tendieren eher zu Zeitschriften oder Online-Magazinen. Die Ansicht, dass man als mündiger Bürger schließlich informiert sein müsse, was in der Welt und im Land so vor sich geht, hat sicher etwas für sich. Doch es kann ganz schnell zur Sucht werden, immerzu über alles und jeden informiert sein zu wollen. Denn mal ganz ehrlich: Was gibt es schon wirklich für sensationelle Neuigkeiten? Im Großen und Ganzen passiert doch immer das Gleiche. Das merken Sie auch daran, dass Sie sich heute sicher nicht mehr an auch nur eine einzige Schlagzeile erinnern können, die letztes Jahr im April die Medien beherrschte – geschweige an die damalige Titelstory der *Gala* oder des *Stern*.

Zumindest eine Woche lang können Sie sicher auf On- und Offline-Zeitungen und -Zeitschriften verzichten, ohne befürchten zu müssen, dass Sie dadurch gleich den Anschluss an die Zivilisation verlieren. Richten Sie Ihre Achtsamkeit während dieser Minus-1-Woche ganz auf das, was in Ihnen vor sich geht, wenn Ihnen die vielen Informationen vorenthalten werden. Vielleicht spüren Sie zunächst einmal leichte Entzugserscheinungen, wahrscheinlich aber auch – schon nach kurzer Zeit – mehr Freiheit. Das wäre dann kein Wunder, denn immerhin will jeder Reiz, den ein Artikel oder eine Schlagzeile in Ihrem Gehirn auslöst, verarbeitet, innerlich kommentiert und beurteilt werden. Stau in den Gehirnbahnen ist aber mindestens ebenso zermürbend wie auf der Autobahn, und die Zeit, die Ihnen dadurch verloren geht, können Sie anderweitig sicher sinnvoller einsetzen.

Eine Woche ohne Handy

Einige Menschen werden hier gar nicht mehr weiterlesen wollen – das Mobiltelefon ist schließlich *das* Kommunikationsmittel unserer Zeit. Inzwischen gibt es in Deutschland schon deutlich mehr Mobil- als Festnetztelefone. Ohne Handy – um Gottes willen, da wäre man ja nicht mehr jederzeit erreichbar! Und wenn man etwas Wichtiges mitzuteilen hat, kann man das ohne Mobiltelefon nicht sofort tun.
Eine einwöchige Handydiät zeigt Ihnen, wie abhängig oder unabhängig Sie von Ihrem Mobiltelefon sind. Dass es eigentlich auch ohne Handy ganz gut geht, dürfte allen, die über 30 Jahre alt sind, noch erinnerlich sein: Denn das mobile Telefonieren kam erst – man glaubt es kaum – in den 1990er-Jahren auf. Heute fragt sich so mancher: Wie haben die das damals nur gemacht?
Finden Sie es heraus, indem Sie eine Woche auf Ihr Handy – für Schweizer: Natel – verzichten. Sie werden nicht nur Einsicht in die Lebensweise unserer mobiltelefonlosen Vorfahren bekommen, sondern wahrscheinlich auch interessante Einblicke in Ihr eigenes

Seelenleben und Ihre (Un-)Abhängigkeit von der Technik. Vielleicht stellen Sie nach einer kurzen Umgewöhnungsphase fest, dass Sie nicht nur ganz gut ohne Mobiltelefon auskommen, sondern dass es sogar Vorteile hat, nicht jederzeit überall erreichbar zu sein. Und nach der Handy-Minus-1-Woche erinnern Sie sich bestimmt daran, dass man das Gerät, beispielsweise wenn man sich gerade mit Freunden offline unterhält, auch abschalten kann.

Eine Woche ohne Plastikverpackungen

In diesem Abschnitt geht es noch einmal kurz um die Ernährung – allerdings nur indirekt. Wir möchten Ihnen vorschlagen, eine Woche lang zu versuchen, auf alle Plastikverpackungen bei Nahrungsmitteln zu verzichten.

Durch die Dokumentation *Plastic Planet* des Österreichers Werner Boote sind viele Menschen auf die schockierende Problematik aufmerksam gemacht worden: Plastik ist leicht herzustellen und wird heute überall verwendet. Nicht nur in Spielzeug, Elektrogeräten, Möbeln und Zahnbürsten, sondern auch in Verpackungsmaterialien unserer Nahrung – in Joghurtbechern, Tetra Paks, Frischhaltefolien usw. Jedes Jahr werden rund 240 Millionen Tonnen Plastik produziert. In den Weltmeeren schwimmt fast zehnmal so viel Plastik wie Plankton herum. Da Plastik u. a. Weichmacher, Bisphenol-A, Konservierungsstoffe und Schwermetalle wie Quecksilber an die Umwelt abgibt, reichern sich diese Stoffe auf kurz oder lang in den Nahrungsketten an und landen schließlich in unserem Magen und unserem Blut.

Trotz der Überfülle an Plastikverpackungen im Supermarkt gibt es doch auch einige Nahrungsmittel, die Sie plastikfrei finden, wenn Sie ein wenig suchen. Dazu gehören beispielsweise Brot, Käse,

Wurst, Fleisch, Mehl, Reis und Butter. Aber auch Getränke, Essig und Öl, Eier, Marmelade, Nudeln, Obst und Gemüse sind oft frei von Plastikverpackungen.

Falls Sie sich eine Woche lang ohne Kunststoffverpackungen ernähren wollen, werden Sie feststellen, dass das gar nicht so einfach ist. Bei den Kunststoffdichtungen, die sich in den Gläsern fast aller Getränke, Öle und Glaskonserven befindet, müssen Sie vermutlich sowieso einen Kompromiss machen, sonst gibt es nicht mehr viel, was Sie essen können.

Durch die Minus-1-Woche gewinnen Sie an Bewusstheit dafür, wie schwierig es heute ist, wirklich völlig auf Plastik zu verzichten. Vielleicht können Sie aber auch schon erste positive körperliche oder seelische Wirkungen feststellen, wenn Sie einmal konsequent auf Plastik verzichten. Durch ein Leben mit deutlich weniger Plastik können Sie Ihre Bisphenol-A-Blutwerte im Laufe der Zeit wieder senken – doch das dauert. Als kleines Achtsamkeitsexperiment kann die Woche ohne Plastik Ihnen jedoch mit Sicherheit schon einmal (plastikfreie) Flügel verleihen.

Eine Woche ohne Auto

Noch so ein Schocker: eine Woche ganz ohne Auto? Ja – Sie haben richtig gelesen. Das Auto ist für die meisten von uns zum zweiten Wohnzimmer geworden, und es gibt ja wirklich gute Argumente dafür, mit dem Auto zu fahren: Im Winter kann es auf dem Fahrrad ganz schön kalt werden. Öffentliche Verkehrsmittel sind auch nicht jedermanns Sache – der Bahnhof ist zu weit weg, das Nahverkehrsnetz zu löchrig, die vielen Leute im Zug ganz unerträglich, und man ist einfach nicht so flexibel. Und damit nicht genug: Das Radio kann man in der U-Bahn auch nicht einschalten.

Andererseits: Haben Sie sich schon einmal überlegt, wie Sie damit klarkämen, wenn es plötzlich kein Benzin mehr gäbe? In Zeiten der Ölkrise gab es so etwas wie kurzzeitige Fahrverbote immerhin schon. Wenn Sie dann nicht zufällig ein Elektroauto in der Garage stehen haben, müssten Sie wohl oder übel öffentlich fahren. Doch so lange müssen Sie ja nicht warten, um in den Genuss einer autofreien Zeit zu kommen. Es ist interessant, dass Menschen, die das ausprobieren, es oft als sehr befreiend empfinden, ohne Auto zu leben – kein Lärm, keine Tankstelle, kein Stau, kein schlechtes Gewissen. Wer Rad fährt, bekommt mehr Bewegung, und wer in den Zug steigt, kann sein Lieblingsbuch mitnehmen und vielleicht entdecken, dass nicht jeder Mitreisende ein Esel ist.

Verzichten Sie also einfach einmal freiwillig eine Woche auf Ihr Auto und beobachten Sie, wie sich das anfühlt. Und falls Sie Taxifahrer sind, dann nehmen Sie sich eben eine Woche Urlaub – aber dann werden Sie ohnehin wissen, wie wohltuend und stressfrei die Lebenszeit sein kann, die Sie nicht im Auto verbringen müssen.

Einladung an alle LeserInnen
Falls Sie Anregungen haben oder Erfahrungen mit der Minus-1-Diät sammeln konnten, würden wir uns freuen, wenn Sie uns und / oder interessierte LeserInnen daran teilhaben lassen. Schreiben Sie uns auf Facebook unter »Die Minus-1-Diät« oder an Minus1@email.de. Danke! Falls Sie sich allgemein für das Thema Abnehmen durch Achtsamkeit interessieren, dann besuchen Sie uns auf www.schlank-durch-achtsamkeit.de.

Literaturempfehlungen

Bays, J. C.: *Achtsam essen.* Arbor, Freiamt 2009

V. Cramm, D.; Küstenmachter W. T.: *simplify Diät. Einfach besser essen und schlank bleiben.* Campus, Frankfurt 2010

Kabat-Zinn, J.: *Stressbewältigung durch die Praxis der Achtsamkeit.* Arbor, Freiamt 1999

Lehrhaupt, L.: *Stress bewältigen mit Achtsamkeit. Zur inneren Ruhe kommen durch MBSR.* Kösel, München 2010

Long, A.; Schweppe R.: *Die 7 Geheimnisse der Schildkröte. Den Alltag entschleunigen, das Leben entdecken.* Heyne, München 2010

Long, A.; Schweppe R.: *Nicht anstrengen – leben!* Heyne, München 2009

Long, A.; Schweppe R.: *Suki meditiert. Die kürzeste Meditationsanleitung der Welt.* Books on Demand, Norderstedt 2010

Pollmer, U.: *Lexikon der populären Ernährungsirrtümer.* 2. Aufl., Piper, München 2010

Roth, G.: *Essen als Ersatz.* 7. Aufl., Rororo, Reinbek bei Hamburg 2005

Schwarz A.; Schweppe R.: *Muskelentspannung nach Jacobsen. Mit Übungen auf CD.* 2. Aufl., BLV, München 2010

Schwarz, A.; Schweppe R.: *NLP Praxis. Denk dich nach vorn.* 10. Aufl., Südwest, München 2003

Schwarz, A.; Schweppe R.: *Urlaub auf der Seeleninsel. Ruhe finden – Kraft schöpfen – das Wesentliche entdecken.* Goldmann, München 2008

Schweppe, R. P.: *Schlank durch Achtsamkeit. Durch inneres Gleichgewicht zum Idealgewicht.* Systemed, Lünen 2011

Taylor, J. B.: *Mit einem Schlag. Wie eine Hirnforscherin durch einen Schlaganfall neue Dimensionen des Bewusstseins entdeckt.* Droemer/Knaur, München 2008

Thich Nhat Hanh: *Achtsam leben – wie geht das denn?* Theseus, Berlin 2005

Register

Über die Autoren

Aljoscha Schwarz ist Diplompsychologe und Erfolgsautor zahlreicher Bücher im Bereich Psychologie und Spiritualität. Er ist Mitglied von Mensa e. V. und Kampfkunstlehrer. Gemeinsam mit Ronald Schweppe gründete er das Institut für Personale Integration. Er ist mit der chinesischen Schriftstellerin Long Fei verheiratet und lebt abwechselnd in Canton und München.

Ronald Schweppe ist in Funk und Fernsehen als Experte für alternative Heilmethoden bekannt und erfolgreicher Autor zahlreicher Ratgeber. Er machte eine Ausbildung in NLP und beschäftigt sich seit vielen Jahren mit fernöstlicher Philosophie und Zen-Buddhismus. Er lebt mit seiner Frau und seinen drei Kindern in München. Gemeinsam entwickelten die beiden Autoren in langjähriger Zusammenarbeit die Minus-1-Diät und werteten dafür zahlreiche Fragebögen und Erfahrungsberichte aus.

Impressum

Hinweis

Das vorliegende Buch ist sorgfältig erarbeitet worden. Dennoch erfolgen alle Angaben ohne Gewähr. Weder Autoren noch Verlag können für eventuelle Nachteile oder Schäden, die aus den im Buch gegebenen Hinweisen resultieren, eine Haftung übernehmen.

Redaktionsleitung Susanne Kirstein
Projektleitung Sonia Gembus
Redaktion Dr. Ulrike Kretschmer, München
Layout, Projektrealisation, Umschlaggestaltung
v*büro – Jan-Dirk Hansen, München
Illustrationen v*büro – Jan-Dirk Hansen, München
Korrektorat Susanne Langer
Druck und Bindung CPI - Ebner & Spiegel, Ulm

Printed in Germany

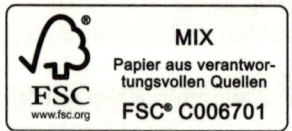

MIX
Papier aus verantwortungsvollen Quellen
FSC® C006701
FSC www.fsc.org

Verlagsgruppe Random House FSC-DEU-0100
Das für diesen Titel verwendete FSC®-zertifizierte Papier *Schleipen* liefert Cordier, Bad Dürkheim.

ISBN 978-3-517-08655-2
817 2635 4453 62

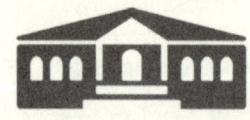

Mein Ratgeberportal – villavitalia**.de**